Professor Dr. med. Matthias Sachsenweger
Der Grüne und der Graue Star

Professor Dr. med. Matthias Sachsenweger

Der Grüne = Glaukom
und der Graue Star = Katarakt

Verlag Gesundheit
MEDICUS

Zum Themenbereich Augenerkrankungen sind bereits erschienen:
Matthias Sachsenweger, Laser contra Brille: Neue Chancen bei Fehlsichtigkeit ISBN 333 00761 4
Matthias Sachsenweger, Hilfe mein Kind schielt! Ein Ratgeber für Eltern ISBN 3 333 01018 6

Die Deutsche Bibliothek – CIP-Einheitsaufnahme

Sachsenweger, Matthias:
Der Grüne und der Graue Star / Matthias Sachsenweger. – Berlin :
Verl. Gesundheit, 1998
(Medicus)
ISBN 3-333-01030-5

Umschlaggestaltung: Costanza Puglisi, Klaus Meyer
Satz: ew print & medien service gmbh, Würzburg
Druck und Verarbeitung: Kösel GmbH, Kempten

Printed in Germany 1998

ISBN 3-333-01030-5

Gedruckt auf alterungsbeständigem Papier
mit chlorfrei gebleichtem Zellstoff

Wichtiges Sinnesorgan

Das Auge nimmt etwa 80 Prozent aller Informationen des Menschen auf. Das Sehvermögen hat für den Menschen eine existentielle Bedeutung, für seine Entwicklung, seine Aus- und Weiterbildung, seine tägliche Arbeit, seine Leistungen und sein Lebensgefühl. Blindsein wird oft bedrückender empfunden als Siechtum oder Tod.

Erblindung

Der Grüne und der Graue Star spielen in den Statistiken der Erblindungsursachen in der Welt eine unrühmliche Rolle. Beide Starformen sind aber zu behandeln; Erblindung oder Sehschwäche müßten nicht zwangsläufig eintreten.

Grüner Star – Vorbeugende Augendruckmessung

Gerade beim Grünen Star kommt es auf eine Frühdiagnose an. Die Patienten haben in den meisten Fällen keine Beschwerden und bemerken ihre Erkrankung erst im Spätstadium. Durch eine vorbeugende Messung des Augeninnendruckes bei Menschen über 40 Jahre, wie sie immer wieder von Augenärzten gefordert wird, könnte der Grüne Star rechtzeitig erkannt und gezielt behandelt werden.

Grauer Star – Operation

Die meisten Menschen im Rentenalter, viele schon früher, haben Altersveränderungen der Linse in Form des Grauen Stares. Es kommt darauf an, daß sie um diese Veränderungen und die Möglichkeiten ihrer Beseitigung durch eine Operation wissen.

Dieses Buch will über diese beiden wichtigen und häufigen Augenkrankheiten aufklären und den Betroffenen Ratschläge, Empfehlungen und Zuversicht geben.

Das Auge liegt geschützt in der knöchernen *Augenhöhle* (Orbita). *Wimpern* (Zilien) und *Augenbrauen* fangen Fremdkörper und Schweiß ab. Bei plötzlichen Gefahren, aber auch zur Benetzung mit Tränenflüssigkeit erfolgt der reflektorische Schluß des Lides.

Schutz des Auges

Das Auge wiegt nur 7,5 g und ist verhältnismäßig klein. Es ist das komplizierteste Sinnesorgan des Menschen, aber auch das empfindlichste. Entsprechend vielfältig sind die Schädigungsmöglichkeiten durch Unfall, Krankheit und Altersveränderungen. Auf kleinstem Raum liegen im Auge verschiedenartige Gewebe beieinander (Abbildung 1 und 2, siehe Farbbildteil). Die Augenhülle besteht aus drei Schichten.

Drei Schichten

Außen befindet sich eine derbe Schutzhülle, die von der weißen, undurchsichtigen *Lederhaut* (Sklera) und der durchsichtigen *Hornhaut* (Kornea) gebildet wird. Sie schützen das Auge vor äußeren Einflüssen wie Schmutz oder Erregern.

Die mittlere Schicht ist die Gefäßschicht (Uvea), die sich aus *Regenbogenhaut* (Iris), *Ziliarkörper* (Corpus ciliare) und *Aderhaut* zusammensetzt.

Die Aderhaut ist für die Ernährung der inneren Nervenschicht, der *Netzhaut* (Retina), verantwortlich. In der Netzhaut werden alle optischen Wahrnehmungen über die sogenannten Stäbchen- und Zapfenzellen aufgenommen. Mit Hilfe der Zapfenzellen können wir die Farben unserer Umwelt sehen. Der Mensch besitzt etwa drei bis sechs Millionen Zapfenzellen. Die Stäbchenzellen, wir besitzen 75 bis 125 Millionen davon, dienen der Schwarzweißempfindung (Graustufen). An einer Stelle der Netzhaut gibt es eine massive Häufung von Farbrezeptoren. Es ist die Stelle des schärfsten

Feinste Sinneszellen

Sehens – der sogenannte gelbe Fleck. Etwa 4 mm davon entfernt liegt der »blinde Fleck«. Hier fehlen die Sinneszellen. An dieser Stelle treten alle Nervenfasern aus dem Augapfel und vereinigen sich zum Sehnerven (Nervus opticus).

Der Ziliarkörper, ein von außen nicht sichtbarer ringförmiger Muskel, bildet das *Kammerwasser* und vermag durch Kontraktion die Brechkraft der *Linse* zu verändern, um nahegelegene Gegenstände scharf auf der Netzhaut abzubilden (Akkommodation). Im Alter von etwa 40 Jahren ist die Akkommodation durch eine zunehmende Sklerose (Verhärtung) des Linsenkerns mehr und mehr eingeschränkt. Das Lesen ist nur mit Hilfe einer Lesebrille möglich (*Alterssichtigkeit,* Presbyopie).

Scharfstellung des Bildes

Aufbau wie ein Fotoapparat

Die Menge des einfallenden Lichtes und die Tiefenschärfe werden analog einer Blende in einem Fotoapparat durch die Regenbogenhaut bzw. die von ihr gebildete *Pupille* reguliert.

Im Augeninneren befinden sich drei Kammern:

Die *hintere Augenkammer* (Hinterkammer) nimmt das vom Ziliarkörper gebildete Kammerwasser auf, das durch die Pupille in die *vordere Augenkammer* (Vorderkammer) fließt. Der *Glaskörperraum* (Corpus vitreum) bildet den größten Teil des Augeninneren.

Brechende Medien

Sehobjekte müssen durch den optischen Apparat des Auges (Hornhaut, Vorderkammer, Linse und Glaskörper) scharf auf der Netzhaut abgebildet werden, wo das Licht in biochemische und bioelektrische Impulse umgewandelt wird, um nach Weiterleitung über den Sehnerv in der Sehrinde des Gehirns verarbeitet zu werden.

= Glaukom

Was ist Grüner Star?

Diese Frage ist nicht so einfach zu beantworten. Noch vor etwa 20 Jahren war die Antwort eindeutig und klar, nämlich eine *Erhöhung des Augeninnendruckes.* Heute wissen wir mehr, die Problematik ist weitaus komplexer. Auf alle Fälle hat die Erkrankung nichts mit dem Vogel »Star« zu tun. Möglicherweise hat die Tatsache, daß sich während des Glaukomanfalls die Regenbogenhaut aufgrund der Gefäßstauung grünlich färben kann, zur Namensfindung beigetragen. Die am Grünen Star Erblindeten fielen durch ihren *starren* Blick auf. Der *Grüne Star* (Glaukom) ist ein ursächlich uneinheitliches Krankheitsbild, dem eine Regulationsstörung im Sehnervenkopf (Papilla nervi optivi), des vordersten Teiles des Sehnerven, zugrunde liegt. Eine wichtige Ursache dieser Regulationsstörung liegt neben der bereits seit langem bekannten Steigerung des Augeninnnendruckes in einer *Durchblutungsstörung des Sehnervenkopfes* begründet. Beide Faktoren führen bei Nichtregulierung zu einem Schwund (Atrophie) des Sehnervs, zum Untergang des Gewebes und damit zu einem *unwiederbringlichen Verlust des Sehvermögens.*

Augendruckerhöhung

Durchblutungsstörung

Sehnervverlust ist irreversibel

Der Grüne Star tritt sehr häufig auf. Allein in der Bundesrepublik Deutschland gibt es weit über eine halbe Million Glaukom-Patienten. Die Häufigkeit nimmt mit dem Alter erheblich zu.

Weil die Erkrankung zunächst kaum Beschwerden verursacht und das Sehen zunächst nicht oder nur unmerklich beeinflußt wird, wissen viele Menschen nicht, daß sie an Grünem Star erkrankt sind.

Zu Anfang keine Beschwerden

Welche Bedeutung hat die Erkrankung?

Der Grüne Star (Glaukom) spielt nach wie vor in den Statistiken der Erblindungsursachen Mitteleuropas eine unrühmliche und dominierende Rolle, obwohl bei rechtzeitiger Diagnosestellung und sachkompetenter Behandlung die Prognose der Erkrankung nicht ungünstig ist. Allein in Deutschland sind etwa 5 Millionen Menschen bedroht, zumal *jeder Zehnte ab dem 40. Lebensjahr gefährdet* ist, am Grünen Star zu erkranken; 500 000 haben eine manifeste Erkrankung; 50 000 müssen bei nicht frühzeitiger Diagnose und entsprechender Therapie mit Erblindung rechnen.

5 Millionen Menschen in Deutschland bedroht

Gegenwärtig beziehen in Deutschland aufgrund dieser Tatsache mehr als 30 000 Menschen Blindengeld. Um diesem Mißstand zu beseitigen, ist im deutschsprachigen Raum der »Initiativkreis Glaukom – Früherkennung e.V.« gegründet worden, der seine Hauptaufgabe in der Aufklärung der Bevölkerung sieht.

Es ist sehr schwer nachvollziehbar, daß in einer wohlinformierten und aufgeklärten Gesellschaft wie der unseren die Mehrzahl der Mitmenschen aus reiner Unkenntnis am Grünen Star erblindet: Nach repräsentativen Untersuchungen des Meinungsforschungsinstitutes SAMPLE kann nach wie vor mehr als die Hälfte der Bevölkerung mit dem Begriff nichts anfangen, nur 28 Prozent der befragten Personen war in diesem Zusammenhang das Risiko der Erblindung bewußt, nur 9 Prozent gaben an, von einem Augenarzt über dieses Leiden aufgeklärt worden zu sein, fast jeder Dritte vermutete, daß es nach der Feststellung der Diagnose keine Rettung gäbe.

Bevölkerung unwissend

Frühdiagnose entscheidend

Gerade beim Grünen Star kommt es aber auf eine *Frühdiagnose* an, zumal die Patienten in den meisten Fällen keine Beschwerden haben und ihre Erkrankung erst im Spätstadium bemerken. Durch eine vorbeugende Messung des Augeninnendruckes bei Menschen über 40 Jahre, wie sie immer wieder von Augenärzten gefordert wird, könnte der Grüne Star rechtzeitig erkannt und gezielt behandelt werden.

Weg des Kammerwassers

Das Kammerwasser wird vom Ziliarkörper gebildet und zunächst in die hintere Augenkammer abgegeben (siehe Abbildung 1). Es fließt durch den elastischen Aufhängeapparat der Linse (Zonulafasern) entlang der vorderen Linsenkapsel sowie der Rückfläche der Iris und durch die Pupille, um in die vordere Augenkammer zu gelangen. Dort kommt es zu typischen Kammerwasserströmungen (Abbildung 3).

Fluß von der hinteren in die vordere Augenkammer

Der Abfluß aus der Vorderkammer erfolgt über den *Kammerwinkel,* speziell über die schwammartige Netzstruktur des *Trabekelwerks* (Abbildung 4, 5 und 6; Abb. 6 siehe Farbbildteil) in den ringförmigen *Schlemmschen Kanal,* der sich in der Lederhaut befindet und das Kammerwasser in die Venen einspeist, wo sich das klare Kammerwasser mit dem venösen Blut mischt.

Seit einiger Zeit ist ein weiterer Weg des Kammerwassers aus dem Auge bekannt, der allerdings nur etwa 10 Prozent des Abflusses ausmacht. Dabei fließt das Kammerwasser in der vorderen Augenkammer durch die Regenbogenhaut und den Ziliarmuskel, dann zwischen Ziliarmuskel und Lederhaut, um schließlich über die Lederhaut nach außen zu gelangen (uveoskleraler Abfluß). Moderne Therapiekonzepte greifen an dieser Stelle des Abflusses an und erleichtern ihn (vergleiche Kapitel »Andere Glaukommittel«, Seite 37 ff.).

Uveoskleraler Abfluß

Kammerwasser muß abfließen können

Warum ist das Kammerwasser für die Entstehung des Grünen Stares so wichtig?

Der Augeninnendruck wird von der Menge des gebildeten Kammerwassers und seines Abflusses bestimmt. Zwischen Neubildung und Abfluß von Kammerwasser besteht normalerweise ein fein aufeinander abgestimmtes Gleichgewicht. Der Druck steigt, wenn der Abfluß behindert ist.

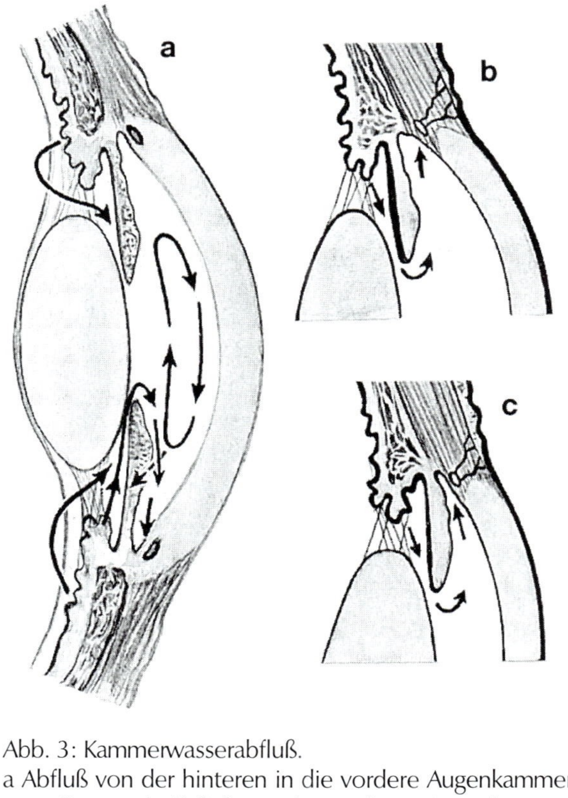

Abb. 3: Kammerwasserabfluß.
a Abfluß von der hinteren in die vordere Augenkammer mit dortiger Wärmeströmung; b Abfluß aus der vorderen Augenkammer bei weitem Kammerwinkel; c Abfluß aus der vorderen Augenkammer bei engem Kammerwinkel

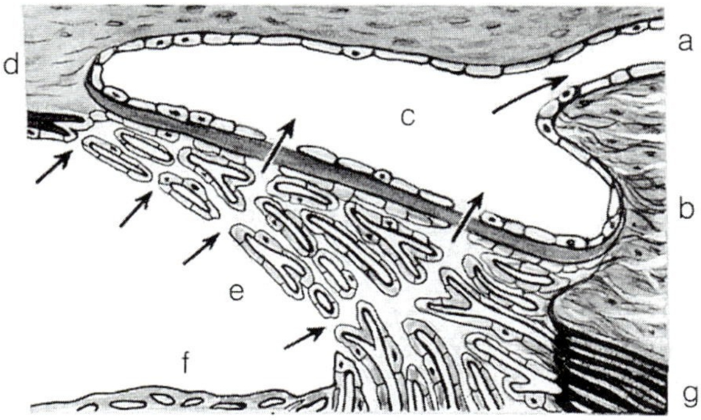

Abb. 4: Trabekelwerk und Schlemmscher Kanal im schematisierten Schnitt. a Kammerwasservene; b Lederhaut; c Schlemmscher Kanal; d Hornhaut; e Trabekelwerk; f Regenbogenhaut; g Ziliarkörper

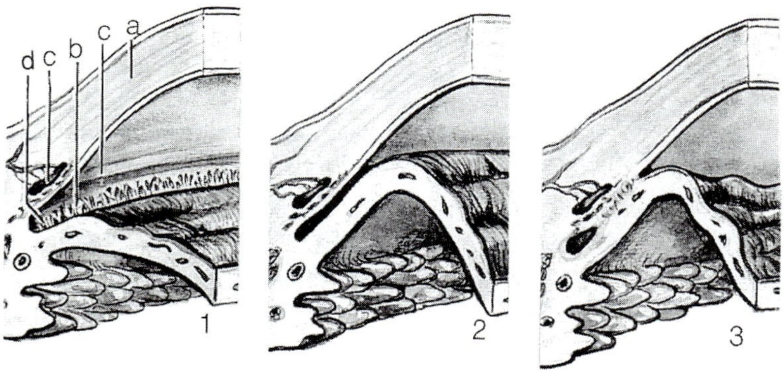

Abb. 5: Kammerwinkel im Querschnitt.
1 normale Weite; 2 enger Kammerwinkel; 3 verschlossener Kammerwinkel.
a Hornhaut; b Trabekelwerk; c Schlemmscher Kanal; d Ziliarkörperband

Augeninnendruck

Das Auge erhält seine kugelige Form durch seinen Innendruck, der wiederum von Kammerwasserbildung und -abfluß abhängt. Ein gewisser Druck im Augeninneren ist daher absolut notwendig, andernfalls hätte das Auge die Form eines erschlafften Luftballons.

Der Druck im Augeninnern (Angabe in Millimeter Quecksilbersäule) liegt normalerweise *zwischen 10 und 21 mm Hg* (Mittelwert 15 mm Hg, siehe Abbildung 8). Er ist vom Lebensalter (im Alter höher als in der Jugend) und der Tageszeit (morgens meist höher als abends) abhängig.

Augeninnendruck ist nicht konstant

Die Tagesschwankungen liegen normalerweise nie höher als 4 mm Hg. Ein *Glaukomverdacht* besteht bei Druckwerten zwischen 22 und 26 mm Hg. Ein wiederholt gemessener Augeninnendruck über *26 mm Hg ist krankhaft.*

Augenhochdruck

Die *individuelle Verträglichkeit* gegenüber höheren Augeninnendruckwerten ist groß, d. h. höhere Druckwerte werden zuweilen ohne Schaden vertragen. Beeinflußt wird sie in erster Linie durch die Durchblutung am Sehnervenkopf und den Blutdruck. Meist ist diese Verträglichkeit schwer einzuschätzen, so daß jeder erhöhte Augeninnendruck ernst genommen werden muß.

Ein Glaukomverdacht besteht, wenn der gemessene Augeninnendruck über 26 mm Hg beträgt, die Druckschwankungen während des Tages mehr als 5 mm Hg ausmachen und ein Druckunterschied zwischen rechtem und linkem Auge von mehr als 5 mm Hg gemessen wird.

Durchblutung des Sehnervenkopfes

Normaldruckglaukom

Es ist bislang unmöglich, die Durchblutung im Sehnervenkopf zu messen. Es gibt allerdings Untersuchungsverfahren, mit deren Hilfe auf die Durchblutung der Netzhaut und des Sehnerven rückgeschlossen werden kann. Dies ist insbesondere deshalb wichtig, weil Gefäßverkalkung (Arteriosklerose), Gefäßkrämpfe (Vasospasmen) und ein niedriger Blutdruck, speziell der Abfall der systolischen Blutdruckwerte in der Nacht, die Durchblutung stören und auch bei normalem Augeninnendruck Glaukomschäden auslösen können (Normaldruckglaukom, Glaukom ohne Hochdruck). Aber auch Herzschwäche (Herzinsuffizienz) und Blutarmut (Anämie) können einen ähnlichen Effekt auslösen. Nicht selten neigen die betroffenen Patienten zu kalten Händen oder Füßen. Der Augenfacharzt spricht in diesem Zusammenhang von einer verminderten Perfusion des Sehnervenkopfes und von einer gestörten Autoregulation. Als Hinweis dafür treten zuweilen kleine Blutungen am Rande des Sehnervenkopfes auf (Papillenrandblutungen), die für den weiteren Verlauf der Erkrankung als besonders ungünstig beurteilt werden.

Gefäßverkalkung bedeutungsvoll

Aus diesem Grunde schreitet bei jedem fünften Patienten ein vorbestehender Glaukomschaden trotz Normalisierung des Augendruckes fort, wenn nichts für eine bessere Durchblutung getan wird.

Die Beurteilung, ob ein Grüner Star vorliegt oder nicht, ist oft recht kompliziert. Keinesfalls genügt nur eine einmalige Messung des Augendruckes. Viele Faktoren müssen beachtet werden, z. B., wie hoch der Augendruck ist, wie stark er innerhalb eines Tages schwankt, ob in der Familie ein Grüner Star vorkommt (Grüner Star kann vererbt sein), ob schon Gesichtsfeldausfälle vorliegen, wie der Sehnervenkopf aussieht, wie hoch der Bludruck und wie die allgemeine Gefäßsituation ist.

Warum entsteht ein Grüner Star?

Risikofaktoren

Warum es bei einem Patienten zum Grünen Star kommt und beim anderen nicht, kann im Einzelfall meist nicht erklärt werden. Mit äußeren Ursachen oder einer spezifischen Lebensweise hat es auf alle Fälle *nichts* zu tun.

Ein erhöhtes *Risiko,* an einem Grünen Star zu erkranken

bzw. einen Seh- und Gesichtsfeldverlust bei festgestelltem Grünen Star zu erleiden, besteht bei einer Reihe von Faktoren:

- Belastung mit Grünem Star in der Familie,
- Schäden durch Grünen Star an einem Auge (das Glaukom tritt gewöhnlich beidseits auf),
- Gefäßleiden (Gefäßverkalkung, Zuckerkrankheit = Diabetes mellitus),
- Blutdruckerniedrigung,
- Veränderungen am Sehnervenkopf,
- unregelmäßige Anwendung der drucksenkenden Medikamente,
- Verengung oder Verlegung des Kammerwinkels oder
- eine flache Vorderkammer (z. B. bei Weitsichtigkeit = Hypermetropie).

Warum ist der Grüne Star so gefährlich?

Augendruck wird nicht bemerkt

Durch einen erhöhten Augendruck, der in den meisten Fällen vom Patienten nicht bemerkt wird, oder durch eine Minderdurchblutung des Sehnervenkopfes kommt es zunächst zu einer *Vergrößerung des sog. blinden Fleckes* und *zu Ausfällen im peripheren Gesichtsfeld.*

Unter dem Gesichtsfeld wird der gesamte Raum verstanden, den man bei ruhig gehaltenem Kopf und ruhig gehaltenen Augen sieht. Der blinde Fleck ist ein normaler Ausfall im Gesichtsfeld, der an der Stelle des Eintritts des Sehnerven in das Auge besteht und bei jedem Menschen nachzuweisen ist. Das äußere Gesichtsfeld ist für die Orientierung, das Gesichtsfeldzentrum für die scharfe Abbildung der Objekte, die jeweilig fixiert werden, verantwortlich (vergleiche Kapitel »Gesichtsfeld«, Seite 26).

Erst im Spätstadium der Erkrankung, wenn das zentrale Gesichtsfeld beeinträchtigt ist (s. Abb. 7, Seite 27) und die Sehschärfe abgenommen hat, empfindet der Paitent seine Einschränkungen. Leider ist dann das einmal eingeschränkte Sehvermögen für immer verloren, es kann nur noch das erhalten werden, was noch besteht. Da das zentrale Sehen jahrelang erhalten bleibt, bemerkt der Betroffene die Ausfälle seines Gesichtsfeldes erst, wenn die Krankheit schon weit fortgeschritten ist.

Gesichtsfeldausfall wird erst spät bemerkt

Die Gesichtsfeldausfälle werden durch einen Schwund des Gewebes am Sehnervenkopf (Sehnervenatrophie) hervorgerufen.

In seltenen Fällen, aber besonders eindrucksvollen Verlaufsformen, fällt den Patienten noch nicht einmal die Erblindung eines Auges auf, zumal dann nicht, wenn das andere Auge noch gut sieht, und das erblindete Auge schon früher etwas schlechter gewesen ist.

Eine besondere Tragik besteht dann, wenn der Patient erst bei stärkeren Funktionsausfällen des letzten Auges den Augenarzt aufsucht.

Welche Formen gibt es?

Der Kammerwinkel ist für die Entstehtung und die Einteilung des Grünen Stares in verschiedene Typen wichtig, da seine Struktur für den Abfluß des Kammerwassers entscheidend ist (siehe Abbildung 5 und 6, Abb. 6 s. Farbbildteil). Ist er bei erhöhtem Augeninnendruck zu eng *(Engwinkelglaukom)*, stellt er ein Abflußhindernis für das Kammerwasser dar; ist er weit *(Weitwinkelglaukom)*, können die Maschen des Trabekelwerkes verkalkt sein und nicht genug Kammerwasser hindurchlassen.

Abflußhindernis

In seltenen Fällen, z. B. bei Entzündungen, wird zu viel Kammerwasser gebildet. Meist liegen die Ursachen aber in einem mangelhaften Abfluß.

Weitwinkelglaukom

Es ist gekennzeichnet durch eine jahrelange, symptomlose, mäßige Drucksteigerung mit allmählichen, über einen langen Zeitraum unbemerkt bleibenden Gesichtsfeldausfällen. Der Augeninnendruck liegt *zwischen 25 und 40 mm Hg.* Der Kammerwinkel ist, wie der Name bereits sagt, weit; der Abfluß des Kammerwassers ist durch eine Verkalkung des Trabekelwerkes behindert.

Kammerwinkel weit

Die Drucksteigerung wird dem Auge nicht angesehen. Sie ist meist doppelseitig, beginnt aber an beiden Augen zu verschiedenen Zeitpunkten. Der Patient empfindet mitunter ein unspezifisches Druckgefühl oder eine Müdigkeit in den Augen, Symptome, die aber bei vielen Augenveränderungen auftreten können und daher nicht typisch sind.

Symptomarmut

Da bis zu zwei Prozent der Bevölkerung über dem 40. Lebensjahr an dieser gefährlichen, weil unbemerkt bleibenden Glaukomform leiden, sollte bei jeder Brillenbestimmung in diesem Alter eine Messung des Augendruckes vorgenommen werden, die jährlich wiederholt werden sollte. Dies trifft insbesondere für Menschen zu, deren Eltern an einem Glaukom leiden.

Fortschreiten bleibt unbemerkt

Infolge des schleichenden Verlaufs und des allmählichen, unbemerkten Fortschreitens ist das Weitwinkelglaukom eine der *häufigsten Erblindungsursachen.* In unseren Breiten haben dadurch bis zu 20 Prozent aller Blinden ihr Augenlicht verloren.

Engwinkelglaukom

Bei ihm liegt eine höhergradige Steigerung des Augeninnendruckes mit Beschwerden und schnell eintretenden Gesichtsfeldausfällen vor. Es wird hervorgerufen durch eine beidseitige Abflußbehinderung des Kammerwassers infolge eines engen Kammerwinkels.

Kammerwinkel eng

Die höchsten Druckwerte liegen *über 40 mm Hg, z. T. bis zu 60 mm Hg.*

Die Gefäße der Bindehaut sind oft gestaut, das Auge ist rot. Bei hohen Druckwerten kommt es zu einer Hornhautschwellung und damit zu Nebelsehen sowie zur Wahrnehmung von farbigen Ringen um Lichtquellen. Es liegen mäßige Augen- und Kopfschmerzen vor.

Vorsicht bei Pupillenerweiterung

Das Engwinkelglaukom kann bei *Pupillenerweiterung* (Mydriasis) einen akuten (plötzlichen) Glaukomanfall auslösen. Eine weite Pupille kann medikamentös durch spezielle Augentropfen bzw. atropin- oder belladonnahaltige Medikamente, z. B. solche für den Magen-Darm-Trakt, aber auch in Dunkelheit oder psychischer Erregung entstehen. Diese Glaukomform ist trotz der Gefahr eines Glaukomanfalls deshalb nicht so gefährlich, da sie deutliche Beschwerden hervorruft, die den Betroffenen meist zum Augenarzt führen.

Glaukomanfall

Massive Beschwerden, schneller Sehverlust

Der Glaukomanfall ist ein meist einseitiger, plötzlicher, hochgradiger Druckanstieg mit heftigen Schmerzen und schnell fortschreitendem Gesichtsfeldverlust. Die Ursache ist ein plötzlicher Verschluß eines engen Kammerwinkels durch eine Schwellung der Regenbogenhautwurzel bei Entzündung oder Pupillenerweiterung, hervorgerufen durch Medikamente, Schreck, Angst sowie in der Dunkelheit. Ältere Menschen, insbesondere Frauen, sind verstärkt betroffen.

Kennzeichen des akuten Glaukomanfalls sind:

- Der Augendruck steigt auf *bis zu 80 mm Hg.*
- Das Auge fühlt sich steinhart an.
- Es treten *unerträgliche Kopf- und Augenschmerzen* auf, die häufig in die Stirn, Schläfe, den Oberkiefer oder die Zähne ausstrahlen.

Starke Kopfschmerzen

Sehvermögen reduziert

- Infolge der Hornhautschwellung ist das *Sehvermögen hochgradig herabgesetzt* und die Hornhautoberfläche matt. Der Patient sieht um jede Lichtquelle Ringe in Regenbogenfarben. Oft wird die Sehbeeinträchtigung allerdings wegen der starken Schmerzen nicht wahrgenommen.
- Durch eine ausgeprägte Stauung der Gefäße ist das *Auge hochrot.* Die Pupille ist meist weit, etwas entrundet und lichtstarr.
- *Übelkeit, Erbrechen* und *Bauchschmerzen* können sogar ernste Erkrankungen der Bauchhöhle oder eine Hirndrucksteigerung vortäuschen.

Fehldiagnose möglich

Ein Glaukomanfall wird zuweilen wegen der starken Schmerzen, die vom Patienten nicht immer dem Auge zugeordnet werden, verkannt. Dies ist besonders tragisch, weil verlorene Zeit das Schicksal des Auges besiegelt: Wenn der Augeninnendruck nicht innerhalb weniger Tage reguliert wird, kann eine Erblindung eintreten. Bei Kopfschmerzen mit Erbrechen muß daher in jedem Fall ein Glaukomanfall ausgeschlossen werden.

Angeborener Grüner Star

Kammerwinkel mißgebildet

Erfolgt ein Druckanstieg im Säuglingsalter, geben die äußeren, noch nicht festen Augenhüllen dem Druck nach, so daß sich das Auge nach allen Richtungen vergrößert (Buphthalmus = Ochsenauge). Meist liegt eine *vererbte Kammerwinkelfehlbildung* mit Abflußbehinderung zugrunde.

Die Erkrankung tritt einseitig, in 70 Prozent jedoch doppelseitig auf. Oft besteht sie schon bei der Geburt. Da bei den betroffenen Kindern zuerst *Tränen* und *Lichtscheu* auffallen, wird zuweilen eine Bindehautentzündung angenommen. Das charakteristische Symptom ist allerdings die *Vergröße-*

rung des Hornhautdurchmessers und des gesamten Augapfels. Nicht selten sind die Eltern wegen der »schönen großen Augen« ihrer Kinder stolz. Im weiteren Verlauf bilden sich auch Hornhautveränderungen aus, beispielsweise eine Hornhautschwellung mit Verlust des spiegelnden Glanzes der Hornhautoberfläche. Wird der Augendruck nicht normalisiert, tritt zwangsläufig eine Erblindung ein.

»Schöne große Augen sind gefährlich«

Mitunter kann das Auge und die Hornhaut auch ohne Vorliegen eines Glaukoms vergrößert sein (Makrokornea). Dies ist oft anlagebedingt bzw. vererbt. Aus diesem Grunde sollte sich der Augenarzt auch immer die Eltern des Kindes ansehen. Dennoch muß bei einem Säugling mit großen Augen immer ein Augenarzt zum Ausschluß eines angeborenen Grünen Stares konsultiert werden.

Sekundärglaukom

Als Folge von anderen Augenerkrankungen kommt es zur *Verlegung des Kammerwinkels* durch Narben oder neugebildete Häute, z. B. nach Verätzungen, Verbrennungen, Entzündungen, Operationen oder Unfällen bzw. bei Gefäßneubildungen. Andererseits kann der Kammerwasserabfluß durch Eiweißabsonderungen, Blut, Zellen oder Pigment verstopft bzw. durch eine von ihrem Aufhängeapparat losgerissene Linse (Linsenluxation) oder durch eine entzündungsbedingte Verklebung der Pupille (Occlusio pupillae) verlegt sein.

Kammerwinkel verlegt

Ist die Pupille vollständig verklebt, kann überhaupt kein Kammerwasser mehr abfließen. Das ständig produzierte Kammerwasser führt zu einer *napfkuchenartigen Vorwölbung der Regenbogenhaut* (Napfkucheniris = Iris bombata) und zu einem Glaukomanfall.

Pupille verklebt

Glaukomverdacht – was muß untersucht werden?

Sehschärfe und Kontrastwahrnehmung

Obwohl die Sehschärfe erst relativ spät in Mitleidenschaft gezogen ist, sollten regelmäßige Überprüfungen stattfinden. Oft geben die Patienten in der Frühphase der Erkrankung weniger eine Sehschärfenherabsetzung, sondern eine Beeinträchtigung der Kontrastwahrnehmung an. Diese kann mit speziellen schwarzweißen Mustern unterschiedlichen Kontrastes getestet werden, was allerdings nicht immer routinemäßig durchgeführt wird.

Kontrastsehen eingeschränkt

Gesichtsfeld

Gesichtsfeldbestimmung zur Früherkennung

Die Bestimmung des Gesichtsfeldes spielt für die Diagnose und Verlaufskontrolle des Grünen Stars eine entscheidende Rolle, weil damit Frühschäden und das Fortschreiten der Erkrankung erfaßt werden können (vergleiche Kapitel »Warum ist der Grüne Star so gefährlich?«, Seite 20).

Die Gesichtsfelduntersuchung (Perimetrie) wird immer einäugig vorgenommen. Es existiert eine Vielzahl von Techniken und Geräte. Bei allen Methoden muß der Patient bei einer bestimmten Umfeldhelligkeit einen festen Punkt fixieren und angeben, wann er eine in der Gesichtsfeldperipherie auftauchende helle Marke wahrnimmt.

Wahrnehmung von peripheren Marken

Kinetische Gesichtsfeldprüfung

Bei der *kinetischen Gesichtsfeldprüfung* werden die äußeren Gesichtsfeldgrenzen mit unterschiedlich großen, auf eine Fläche projizierten, sich bewegenden Testmarken (Lichtpünktchen) ermittelt. Das Testgerät hat die Form einer Kugel (Kugelperimeter). Die Marken werden von außen nach innen geführt, bis sie vom Patienten wahrgenommen werden.

Statische Gesichtsfeldprüfung
Bei der *statischen Gesichtsfeldprüfung* werden die Helligkeitsschwellen verschiedener Netzhautpunkte durch allmähliche Verminderung der Helligkeit einer ruhenden Testmarke bestimmt. Auf diesem Prinzip basieren auch die häufig ver-

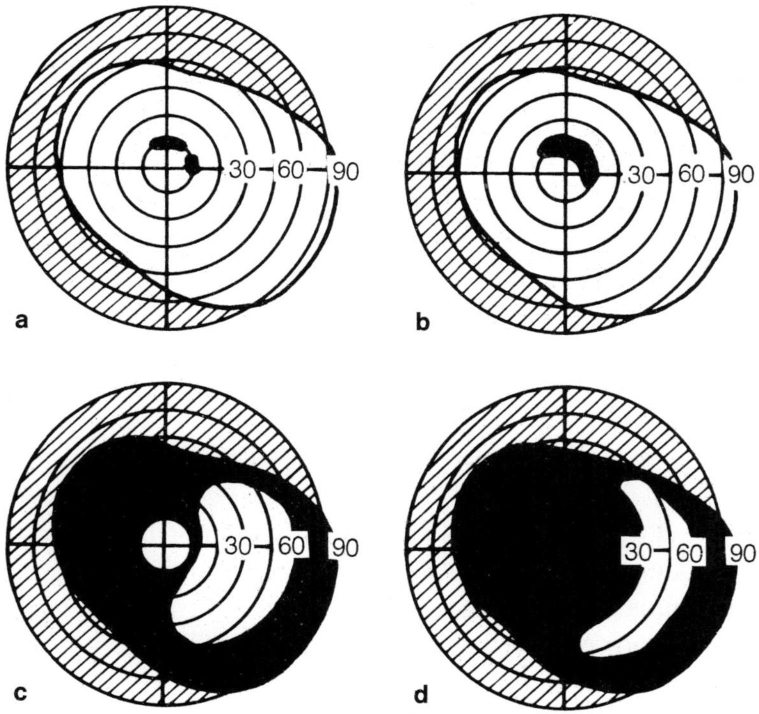

Abb. 7: Fortschreiten des glaukomatösen Gesichtsfeldausfalls eines rechten Auges.
a fast zentraler Ausfall oben, der noch keine Verbindung mit dem blinden Fleck hat; b bogenförmiger Ausfall, der den blinden Fleck einbezieht; c nasenwärtiger Gesichtsfelddefekt mit zentraler Restinsel; d schläfenwärtiger Gesichtsfeldrest

wendeten *automatischen Perimeter (Computergesichtsfeld)*. Allerdings muß sich der Patient stärker konzentrieren. Der Vorteil besteht darin, daß der Einfluß des Untersuchers wegfällt und die Prüfung damit objektiv ist.

Bedingt durch den Schwund von Nervenfasern entstehen anfänglich im Gesichtsfeld eine Vergrößerung des blinden Fleckes, danach bogenförmige Ausfälle um den Fixierpunkt herum (Skotome), die oft vom blinden Fleck ausgehen (Abbildungen 7 a und b) und dem Patienten nicht bewußt werden. Sie sind aber im Computergesichtsfeld gut nachweisbar. Später kommt es zu nasenwärtigen Gesichtsfeldeinbrüchen meist mit einer zentralen Restinsel (Abbildung 7 c). Der Patient bemerkt seine Gesichtsfeldausfälle oft erst dann, wenn das zentrale Gesichtsfeld ausfällt, was allerdings erst im Spätstadium der Fall ist. Dann liegen meist nur noch schläfenwärtige Gesichtsfeldreste vor (Abbildung 7 d). Im Endstadium der Erkrankung kann das Gesichtsfeld meist nicht mehr ermittelt werden.

Gesichtfeldausfälle werden spät bemerkt

Sehnervenkopf

Augendruck buchtet Sehnervenkopf aus

Bei länger bestehender Regulationsstörung entsteht eine typische *Ausbuchtung* des Sehnervenkopfes (Exkavation, Abbildung 8 und 10; Abb. 10 s. Farbbildteil), die der regelmäßigen Kontrolle bedarf und evtl. auch fotografisch dokumentiert oder vermessen werden sollte. Oft wird ihre Größe auch nur geschätzt. Diese Ausbuchtung zieht einen Schwund von Sehnervenfasern mit sich, der zu den beschriebenen Gesichtsfeldausfällen führt.

Die Exkavation ist zunächst auf das Zentrum des Sehnervenkopfes beschränkt (Abbildung 10 b), wird bei schlechter Augendrucklage größer und tiefer, bis sie den Rand erreicht. Die Gefäße, die aus der Ausbuchtung hervortreten und sich auf der Netzhaut verteilen, können später sogar abgeknickt sein (Abbildung 10 c). Um den Sehnervenkopf kann im End-

Abgeknickte Gefäße

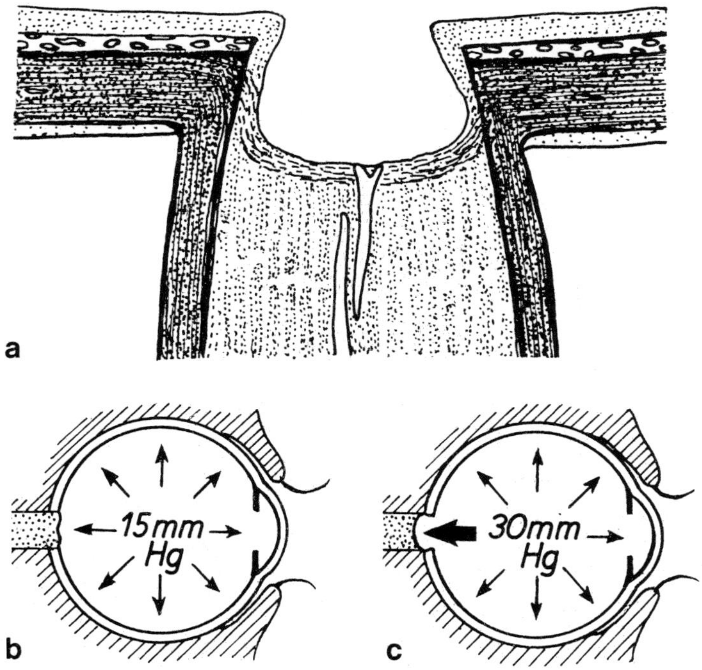

Abb. 8: Aushöhlung des Sehnervenkopfes beim Grünen Star.
a Querschnitt durch einen glaukomatös veränderten Sehnervenkopf mit Aushöhlung; b und c Wirkung des Augeninnendruckes auf den Sehnervenkopf

stadium die *Aderhaut atrophieren* (Halo glaucomatosus, Abbildung 10 d; Abb. 10 s. Farbbildteil).

Um diese Veränderung am Sehnervenkopf zu beurteilen, sind regelmäßige Kontrollen des Augenhintergrundes bzw. der Netzhaut notwendig. Ist die Pupille durch pupillenverengende Augentropfen (Miotika) zu eng, muß sie mit besonderen Tropfen erweitert werden (Mydriatika). Diese Maßnahme darf nur vom Augenarzt vorgenommen werden, weil sie immer mit der Gefahr der Entstehung eines Glaukomanfalls verbunden ist.

Augeninnendruck

Regelmäßige Augendruckmessung nach dem 40. Lebensjahr

Der Messung des Augeninnendrucks, *Tonometrie,* kommt im Zusammenhang mit dem Glaukom eine dominierende Rolle zu. Sie sollte auch prophylaktisch zur Früherkennung bei der Brillenverschreibung aller Patienten über 40 Jahre durchgeführt werden. In den letzten Jahren wurde auch ein spezielles Gerät entwickelt, mit dem sich Glaukompatienten selber den Augendruck messen können. Folgende Methoden werden praktiziert:

Ertasten mit den Zeigefingern (Palpation)
Durch vorsichtigen Druck auf das Auge mittels Zeigefinger können der Augendruck grob geschätzt und stärkere Abweichungen vom Normalbefund festgestellt werden. Diese Methode ist besonders zur Feststellung eines Glaukomanfalles oder nach einer Augenoperation geeignet.

Impressionstonometrie
Die Impressionstonometrie wird nur noch selten am liegenden Patienten nach Betäubung der Hornhaut vorgenommen, wobei der Patient nach oben schauen muß. Dabei wird die Hornhaut mit einem Stift bestimmter Schwere eingedellt. Je weicher das Auge, desto tiefer sinkt der Stift ein.

Hornhaut wird eingedellt

Applanationstonometrie
Die Applanationstonometrie kann im Sitzen und Liegen durchgeführt werden. Nach Betäubung wird die Hornhaut mit einem runden Meßkörper abgeplattet, was um so mehr Druck erfordert, je härter das Auge ist. Der Meßkörper kann an der Spaltlampe (Gerät zur Beurteilung der vorderen Augenabschnitte) befestigt oder als Einzelinstrument verwendet werden.

Non-contact-Tonometrie

Bei der Non-contact-Tonometrie wird ein Luftstoß definierter Stärke ohne Betäubung auf die Hornhaut gelenkt und ihre Verformung gemessen. Da das Auge dabei nicht berührt wird, besteht keine Verletzungsgefahr für die Hornhaut.

Auge wird nicht berührt

Tagesdruckkurve

Der Augeninnendruck ist wie der Blutdruck auch eine sich stets verändernde Größe und unterliegt natürlichen Schwankungen. Eine einmalige Messung des Augeninnendrucks besagt aus diesem Grunde nicht übermäßig viel aus: Wird ein normaler Augeninnendruck gemessen, kann er ein oder zwei Stunden später schon wesentlich höher sein und umgekehrt. Aus wissenschaftlichen Untersuchungen ist bekannt, daß bei einer einmaligen Messung des Augeninnendrucks 50 Prozent der Glaukome nicht entdeckt werden. Dieser Tatbestand erschwert die Diagnostik nicht unwesentlich.

Augeninnendruck schwankt

Darüber hinaus ist natürlich auch die Schwankungsbreite individuell sehr verschieden: Was für den einen schon ein zu hoher Augeninnendruck ist, kann für den anderen noch ganz normal sein. Mit anderen Worten: Die Drucktoleranz ist ganz unterschiedlich ausgeprägt.

Daraus ergibt sich, daß einmalige Augendruckmessungen, z. B. beim Optiker oder im Shopping-Center in Amerika, wenig sinnvoll und gefährlich sind, da sie den Betroffenen in trügerischer Sicherheit wiegen und den übrigen Augenbefund unberücksichtigt lassen. Deshalb gilt immer: **Augen zum Augenarzt!**

Bei einem Zweifel an der Diagnose oder zur Überprüfung der Wirksamkeit der eingeleiteten drucksenkenden Medikamente empfiehlt es sich, eine Tagesdruckkurve anzulegen. Dabei wird der Augeninnendruck alle zwei bis drei Stunden gemessen, wobei der Messung unmittelbar nach dem Aufstehen wegen der normalen morgendlichen Druckspitze eine besondere Bedeutung zukommt.

Druckmessung früh besonders wichtig

Tonographie

Druckabfall bei Gewichtsauflage

Bei der Tonographie (Messung des Augendrucks während einer Gewichtsauflage auf das geschlossene Lid oder durch das Ausüben eines Druckes, Okulopression) wird das Kammerwasser aus dem Auge gedrückt. Die Stärke des Druckabfalls im Auge läßt Rückschlüsse über das Abflußvermögen und die Größe des Abflußwiderstandes zu, was insbesondere beim Weitwinkelglaukom bedeutungsvoll sein kann. Diese Methode wird relativ selten angewendet.

Belastungstests

Glaukompaß

Messungen des Augeninnendruckes vor und nach Belastungen (Trinken von 1 Liter Wasser, 1 Stunde langes Verweilen mit doppelseitigem Verband im abgedunkelten Raum, einseitiges Einträufeln eines kurzzeitig wirkenden pupillenerweiternden Medikaments, Mydriatikums) werden wegen unzuverlässigen Aussagen immer seltener durchgeführt. Manche Augenärzte tragen den gemessenen Augendruck und die notwendigen Medikamente nach jeder Konsultation in einen *Glaukompaß* ein.

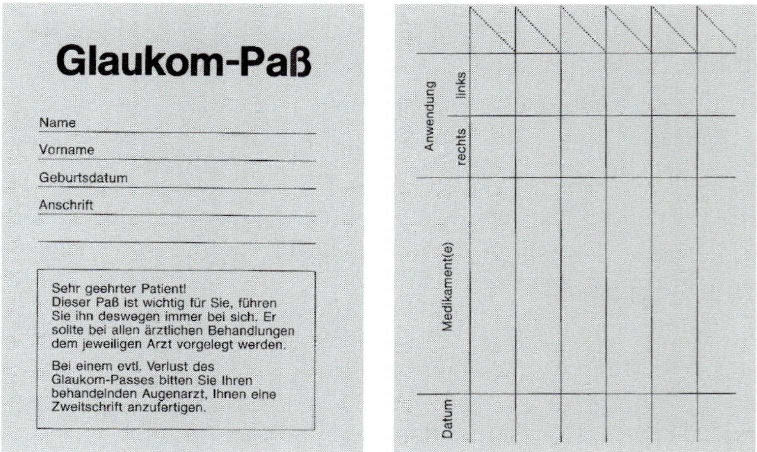
Glaukom-Paß

Name

Vorname

Geburtsdatum

Anschrift

Sehr geehrter Patient!
Dieser Paß ist wichtig für Sie, führen Sie ihn deswegen immer bei sich. Er sollte bei allen ärztlichen Behandlungen dem jeweiligen Arzt vorgelegt werden.

Bei einem evtl. Verlust des Glaukom-Passes bitten Sie Ihren behandelnden Augenarzt, Ihnen eine Zweitschrift anzufertigen.

Anwendung

links

rechts

Medikament(e)

Datum

Abb. 9: Glaukompaß mit Vor- und Rückseite, in dem neben dem gemessenen Augeninnendruck auch die verordneten Medikamente eingetragen werden.

Kammerwinkel

Um eine Aussage zu treffen, ob ein Weit- oder Engwinkelglaukom vorliegt (siehe Abbildung 5 und 6, Abb. 6 s. Farbbildteil), wird ein spezielles *Kontaktglas* (Gonioskop) auf die betäubte Hornhaut aufgesetzt, da der Kammerwinkel der direkten Untersuchung nicht zugänglich ist. Mitunter ist dabei eine geleeartige Kontaktsubstanz (Methylzellulose) notwendig. Der Lichtstrahl der Spaltlampe wird über ein Prisma in den ohne Hilfsmittel nicht einsehbaren Kammerwinkel gelenkt. Damit können die Strukturen des Kammerwinkels und seine Weite beurteilt werden.

Kontaktglas aufsetzen

Bei jedem Glaukompatienten müssen zur Verlaufskontrolle folgende Untersuchungen durchgeführt werden:

- Sehschärfenbestimmung,
- regelmäßige Messung des Augeninnendruckes,
- Erhebung des Gesichtsfeldes und
- eine Beurteilung des Sehnervenkopfes.

Wie wird der Grüne Star behandelt?

Die »Einstellung« eines Glaukoms, d.h. die Regulierung des Verhältnisses Augeninnendruck/Durchblutung des Sehnervenkopfes, erfordert sehr viel Erfahrung und Einfühlungsvermögen. Mitunter ist es nach Erhebung aller Befunde nicht einfach zu entscheiden, ob es sich um ein Glaukom handelt oder nicht, insbesondere zu Beginn der Erkrankung, wenn noch keine Gesichtsfeldausfälle bestehen. Im Zweifelsfall sollte eine medikamentöse Drucksenkung aus vorbeugenden Gründen erfolgen.

Diagnose oft schwierig

Die Glaukomtherapie beruht auf drei Säulen: Augentropfen, Laseranwendung, Operation.

Augentropfen

Drucksenkende Augentropfen

Grundsätzlich wird immer erst versucht, durch Augentropfen den Augeninnendruck zu senken. Dies gelingt in den allermeisten Fällen. Mitunter muß die Wirkung verschiedener Tropfen getestet oder die Art der Tropfen im Laufe der Jahre wegen nachlassender Wirkung verändert werden; oft kommen Kombinationspräparate oder unterschiedliche Tropfen gleichzeitig zur Anwendung.

Bei weitem Kammerwinkel werden vorzugsweise Tropfen verwendet, die keinen Einfluß auf die Pupillenweite haben; bei engem Kammerwinkel wird auf pupillenverengende Augentropfen zurückgegriffen, weil sie auch den Kammerwinkel vertiefen.

Laserbehandlung

Laserbehandlung des Kammerwinkels

Gelingt die medikamentöse Einstellung des Grünen Stares nicht, wird versucht, mit einer Laserbehandlung den Kammerwasserabfluß zu erleichtern. Liegt ein weiter Kammerwinkel vor, erfolgt eine Behandlung des Trabekelwerkes mit dem Argonlaser; bei engem Kammerwinkel wird mit dem YAG-Laser an der Wurzel der Regenbogenhaut ein kleines Loch angelegt.

Operation

Operation zuletzt

Erst wenn alle anderen Maßnahmen erfolglos bleiben, ist eine Operation notwendig. Es gibt eine Reihe von Techniken und Methoden. Meist wird ein künstlicher Abfluß angelegt, damit das Kammerwasser unter die Bindehaut abfließen kann.

Medikamentöse Behandlung

Es gibt Augentropfen, die eine überschüssige Bildung des Kammerwassers verringern, und solche, die seinen Abfluß durch den Kammerwinkel verbessern.

Betablocker

Sehr häufig werden nach Diagnosestellung zunächst Augentropfen mit sog. Betablockern wie z. B. Alphagan, Chibro-Timoptol, Vistagan, Betoptima, Betamann, Timolol POS, Timolol ratiopharm, Arteoptic, Tim-Opthal, duratimol, durapindol, Timohexal, Timosine, Glauconex, Arutimol, Dispatim, Glauco-Stulln oder Pindoptan (meist 2mal täglich) zur Senkung der Kammerwasserbildung angewendet. Sie haben den Vorteil, daß sie die Pupille unbeeinflußt lassen und keine Sehstörungen verursachen, können aber in seltenen Fällen bei Asthma, Herzschwäche (Herzinsuffizienz), Herzrhythmusstörungen und Verlangsamung der Herzschlagfolge (Bradykardy) die Herz- oder Lungenfunktion beeinträchtigen. Tabelle 1 zeigt die in Deutschland häufig verschriebene Präparate.

Kein Einfluß auf Pupille und Sehschärfe

Pilocarpin

Seit über 100 Jahren wird auf pupillenverengende Augentropfen (Miotika), insbesondere das Pilocarpin (Spersacarpin, Borocarpin, Chibro-Pilocarpin, Miopos, Ocusert, Pilo, Syncarpin, Vistacarpin, Pilomann, Pilopos, Pilocarpol, Pilogel, Isopto-Pilocarpin; 3mal Tropfen, zur Nacht Salbe oder Öl) zurückgegriffen. Sie erweitern den Kammerwinkel und setzen somit den Abflußwiderstand des Kammerwassers herab. Durch ihre pupillenverengende Wirkung führen sie nicht selten zu Sehstörungen, insbesondere bei älteren Menschen mit zentralen Linsentrübungen (Grauer Star) und in der Dämmerung, da sich die Pupille nicht mehr erweitern kann (Miosis). Bedingt durch einen Krampf des Ziliarmuskels, auf den das Medikament ebenfalls einwirkt, können Kopfschmerzen und eine vorübergehende Kurzsichtigkeit (Myopie) auftreten.

Sehstörung durch Pupillenverengung

Tabelle 1: In Deutschland häufig verschriebene Betablocker, die als Augentropfen bei der Behandlung des Grünen Stares den Augeninnendruck senken

Handelsname	Konzentration	Wirkstoff	Hersteller
Alphagan	0,2%	Brimonidintartrat	Pharm-Allergan
Arteoptik	1 und 2%	Carteolol	Ciba Vision
Arutimol	0,1; 0,25 und 0,5%	Timolol	ankerpharm
Arutimol uno **(ohne Konservierung)**	0,25 und 0,5%	Timolol	ankerpharm
Betamann	0,1; 0,3 und 0,6%	Metipranolol	Dr. Mann
Betamann EDO **(ohne Konservierung)**	0,3%	Metipranolol	Dr. Mann
Betoptima		Betaxolol	Alcon/Thilo
Chibro – Timoptol	0,1: 0,25 und 0,5%	Timolol	Chibret
Dispatim	0,1: 0,25 und 0,5%	Timolol	Ciba Vision
Dispatim sine **(ohne Konservierung)**	0,25 und 0,5	Timolol	Ciba Vision
durapindol	0,5 und 1%	Pindolol	durachemie
duratimol	0,1; 0,25 und 0,5%	Timolol	durachemie
Glauconex		Befunolol	Alcon/Thilo
Glauco – Stulln		Pindolol	Stulln
Pindoptan	0,5 und 1%	Pindolol	Kanoldt
Timo – Comod	0,1, 0,25 und 0,5%	Timolol	Ursapharm
Tim EDO **(ohne Konservierung)**	0,25 und 0,5%	Timolol	Dr. Mann
Timohexal	0,1; 0,25 und 0,5%	Timolol	Hexal
Tim – Ophtal	0,1; 0,25 und 0,5%	Timolol	Dr. Winzer
Tim – Ophthal sine **(ohne Konservierung)**	0,1, 0,25 und 0,5%	Timolol	Dr. Winzer
Timolol – POS	0,1; 0,25 und 0,5%	Timolol	Ursapharm
Timolol – ratiopharm	0,25 und 0,5%	Timolol	ratiopharm
Timomann	0,1, 0,25 und 0,5%	Timolol	Dr. Mann
Timosine **(ohne Konservierung)**		Timolol	Chibret
Timosine mite **(ohne Konservierung)**		Timolol	Chibret
Vistagan Liquifilm	0,1, 0,25 und 0,5%	Levobunolol	Pharm-Allergan
Vistagan Liquifilm oK **(ohne Konservierung)**	0,5	Levobunolol	Pharm-Allergan

Werden Betablocker zum ersten Mal ins Auge gegeben, wird nicht selten ein Übereffekt erzielt, d. h. die Drucksenkung macht etwa 40 bis 50 Prozent aus. Im weiteren Verlauf »gewöhnt« sich das Auge an die Tropfen, sein Druck läßt sich etwa um 20 Prozent senken, ein meist völlig ausreichender Effekt. Nach Jahren läßt die Wirkung mitunter nach.

Nachlassende Wirkung beachten

In Tabelle 2 sind die häufigsten angewendeten Pilocarpin-Präparate aufgeführt. *Carbachol* (Isopto-Carbachol, Carbamann), *Glaukotat, Physostigmin* (Eserin) und *Prostigmin* (Neostigmin), die ebenfalls die Pupille verengen, werden immer weniger eingesetzt.

Tabelle 2: In Deutschland häufig angewendete Pilocarpin-Präparate zur Behandlung des Grünen Stares, die den Augeninnendruck senken und eine Pupillenverengung bewirken

Handelsname	Konzentration	Hersteller
Borocarpin Augentropfen	0,5; 1 und 2%	Dr. Winzer
Chibro-Pilocarpin-Augentropfen	1 und 2%	Chibret
Isopto-Pilocarpin-Augentropfen	0,5; 1; 2; 3 und 4%	Alcon/Thilo
Pilocarpin Augenöl	2%	ankerpharm
Pilocarpin Augentropfen	1 und 2%	ankerpharm
Miopos-POS-Salbe stark		Ursapharm
Pilocarpol Augentropfen ölige Lösung	1 und 2%	Dr. Winzer
Pilogel-Gel		Alcon/Thilo
Pilomann-Augentropfen	0,5; 1; 2; und 3%	Dr. Mann
Pilomann EDO-Augentropfen **(ohne Konservierung)**	1 und 2%	Dr. Mann
Pilomann-Öl	2%	Dr. Mann
Pilopos Augentropfen	0,5; 1; 2; und 3%	Ursapharm
Pilopos Augensalbe	2%	Ursapharm
Pilo – Stulln	0,25 und 1%	Pharma Stulln
Spersacarpin-Augentropfen	0,25; 0,5; 1; 2; und 3%	Ciba Vision
Spersacarpin-Augensalbe	1; 2; und 3%	Ciba Vision
Vistacarpin Liquifilm	0,5; 1; 2; 3 Und 4%	Pharm-Allergan

Andere Glaukommittel

Auch das *Adrenalin* (Glaucothil, d-Epifrin, Epiglaufrin) vermag wie Betablocker, die Kammerwasserproduktion zu hemmen,

Pupillenerweiterung

erweitert aber gleichzeitig die Pupille (Mydriasis), so daß es bei einem engen Kammerwinkel wegen der Gefahr eines Glaukomanfalls nicht verabreicht werden darf. *Clonidin* (Isoglaucom, Aruclonin, Clonid-Ophtal, Dispaclonidin) senkt die Kammerwasserbildung, ohne allerdings Einfluß auf die Pupillenweite und den Ziliarmuskel zu nehmen. Da es auch den Blutdruck senkt, sollte es *nur* bei gleichzeitigem Vorliegen eines Bluthochdruckes angewendet werden.

Blutdrucksenkung

In letzter Zeit hat sich die Behandlung mit *Guanethidin* (Thilodigon) durchgesetzt. Es führt bei lokaler Anwendung zu einer Wirkungsverstärkung anderer Augentropfen. Seit kurzem wird ein völlig neuartiger Wirkstoff angewendet, der vom Prostaglandin, einem im menschlichen Organismus gebildeten Hormon, abstammt und muskelkontrahierend wirkt. In etwas abgeänderter Form vermag er den Abfluß des Kammerwassers über den Ziliarkörper und die Lederhaut zu verbessern (uveoskleraler Abfluß). Die entsprechenden Augentropfen Latanoprost (Xalatan) haben den Vorteil, daß sie nur einmal täglich ins Auge gegeben werden müssen, können aber in wenigen Fällen zu einer Verfärbung und verstärkten Pigmentierung der Regenbogenhaut führen. Sie stellen aber dennoch eine echte Alternative in der Glaukombehandlung dar.

Oft werden verschiedene Wirkstoffe miteinander kombiniert, z. B. Pilocarpin mit einem Betablocker (Normoglaucon, Timpilo), Pilocarpin mit Adrenalin (Glauko Biciron, Thiloadren, Piladren), Pilocarpin mit Prostigmin (Syncarpin) sowie Pilocarpin mit Physostigmin (Miopos, Pilo/Eserin).

Tabletten zur Blutdrucksenkung

Kurzzeitig kann der Grüne Star mit Tabletten (*Karboanhydrasehemmer;* Diamox, Glaupax, Diclofenamid) behandelt werden, die die Kammerwasserbildung drosseln. Sie führen allerdings gleichzeitig zu einer verstärkten Wasserausscheidung, zu Kribbeln in den Fingern und Zehen sowie zu Appetitlosigkeit. Deshalb eignen sie sich nicht zur Dauerbehandlung. Karboanhydrasehemmer können auch in Form einer Injektion in die Vene verabreicht werden; die drucksenkende Wirkung tritt dann wesentlich schneller ein. In Form der vor einigen wenigen Jahren entwickelten Augentropfen (Trusopt) entfallen diese Nachteile, allerdings ist ihre drucksenkende Wirkung auch nicht so intensiv, wie die der Tabletten oder der Injektion.

Förderung der Durchblutung

Durchblutungsfördernde Medikamente (Cosaldon, Trental, Dusodril) verbessern die Durchblutung des Sehnervenkopfes. Seit geraumer Zeit wird auch mit sogenannten Kalziumantagonisten erfolgreich behandelt, von denen bekannt ist, daß sie die Gefäße sehr stark erweitern können (Vasodilatation). Sie können nur systemisch verabreicht werden, d. h. sie wirken auf den gesamten Körper. Oft wird nach der Behandlung eine Erwärmung der Füße und Beine bemerkt. Leider ist das Medikament nur etwa bei ein Drittel der Patienten wirksam, zwei Drittel reagieren nicht (Nonresponder).

Darüber hinaus muß vom Hausarzt bzw. vom Internisten ein niedriger Blutdruck angehoben und eine Herzinsuffizienz oder Anämie behandelt werden, um die Durchblutung des Auges zu verbessern.

Was muß bei der Anwendung von Augentropfen beachtet werden?

Nur saubere Tropfflaschen verwenden, auf Verfallsdatum achten!

Wichtig ist, daß das Tropffläschchen keinen Kontakt mit dem Auge oder den Lidern hat, damit der flüssige Inhalt nicht verunreinigt wird. Stets sollte das Verfallsdatum der Augentropfen beachtet werden. Sind Tropfflaschen einmal geöffnet, dürfen sie nicht länger als vier Wochen benutzt werden. In der letzten Zeit werden häufig Augentropfen als Einmaldosen verwendet. Da sie kein Konservierungsmittel wie andere Augentropfen enthalten, sind sie meist besser verträglich, reizen das Auge weniger, müssen aber nach Öffnung und einmaligem Gebrauch weggeworfen werden.

Um die Wirksamkeit der Augentropfen zu erhöhen, kann nach dem Tropfen für ein bis zwei Minuten der Tränen-Na-

Tränen-Nasengang zudrücken

sengang zugehalten werden, indem der Patient etwas auf den inneren Lidwinkel drückt, von wo die Tränen in die Nase abfließen. Durch diese einfache Technik verbleibt der Wirkstoff länger im Bindehautsack und hat länger Gelegenheit, ins Augeninnere vorzudringen, um den Augendruck zu senken. Weitere Hinweise für den Umgang mit Augentropfen sind in Tabelle 3 dargestellt.

Tabelle 3: Wichtige Tropfhinweise für die Anwendung von Augentropfen beim Grünen Star

- Unbedingt Tropfzeiten genau einhalten.
- Immer zur gleichen Zeit tropfen.
- Immer nur einen Tropfen ins Auge geben.
- Mit dem Tropffläschchen nicht das Auge berühren.
- Verfallsdatum der Augentropfen beachten.
- Nach vierwöchiger Benutzungszeit sind die Augentropfen unbrauchbar geworden.
- Mit dem Zeigefinger der einen Hand das Unterlid nach unten ziehen, während die andere Hand einen Tropfen in den unteren Bindehautsack gibt.
- Nach dem Tropfen möglichst nicht die Lider zusammenkneifen, da sonst der Augentropfen wieder aus dem Auge gepreßt wird.
- Nach dem Tropfen für ein bis zwei Minuten den Tränen-Nasengang zudrücken, damit der Wirkstoff möglichst lange im Auge verbleibt.

Wie werden die Tropfen ins Auge gegeben?

Das Eintropfen in den Bindehautsack ist nicht schwierig. Man kann es sowohl im Liegen, Sitzen oder Stehen vornehmen: Der Zeigefinger der einen Hand zieht das Unterlid nach unten, während die andere Hand den Tropfen aus dem Fläschchen in den unteren Bindehautsack gibt. Dabei empfiehlt es sich, den Kopf etwas nach hinten zu kippen. Mitunter wird ein leichtes Brennen verspürt. *Ein Tropfen reicht völlig aus.* Das Tropffläschchen sollte möglichst nahe ans Auge geführt werden, ohne dieses zu berühren, und später wieder mit dem Schraubverschluß geschlossen werden.

Kopf nach hinten neigen

Müssen zwei verschiedene Augenmedikamente getropft werden, sollte zwischen beiden Anwendungen mindestens eine Zeit von fünf Minuten liegen, damit die Binde- und Hornhaut den Wirkstoff abtransportieren kann. Werden mehrere Augentropfen in kürzerem Abstand in den Bindehautsack gegeben, läuft meist ein Teil davon über die Lidkante ab, ohne seine Wirkung entfalten zu können.

In letzter Zeit hat man recht gute Erfahrungen mit Augengelen gewonnen. Sie verbleiben längere Zeit im Bindehautsack und können somit länger den Wirkstoff abgeben. Die Konzentration des Wirkstoffes im Auge steigt durch diese Anwendungsform, möglicherweise gelangt damit auch weniger des Wirkstoffes über die ableitenden Tränenwege in die Blutbahn, so daß die allgemeinen Nebenwirkungen eher geringer sind. Bislang wird dieses Gel insbesondere im Zusammenhang mit Betablockern angewendet.

Gele sind wirksamer

Wie kommen die Patienten mit den Augentropfen zurecht?

Untersuchungen belegen, daß nur 20 Prozent aller Patienten mit ihren Augentropfen alles richtig machen. In den meisten Fällen wird vergessen, um die Mittagszeit zu tropfen. Manche tropfen ohnehin nur, wenn sie zum Augenarzt gehen müssen, um einen »guten« Augeninnendruck zu haben. 16 Prozent aller Glaukompatienten finden mit der Tropfflasche ihr Auge schlecht und tropfen oft daneben; 7 Prozent sind beim Tropfen auf fremde Hilfe angewiesen. Diese Tatsachen belegen, welch wichtiger Stellenwert der Aufklärung zukommt.

Nur 20 Prozent der Patienten machen keine Fehler

Kann man auf Augentropfen allergisch reagieren?
Natürlich gibt es dies. Mitunter treten die Reaktionen erst nach einigen Jahren des Tropfens auf: *Das Auge juckt, ist rot, die Lider sind geschwollen.* Es gibt Allergien auf den Wirkstoff und auf das Konservierungsmittel, mit dem der Wirkstoff für eine längere Zeit haltbar gemacht wird. Bei Verdacht auf eine Allergie muß der Augenarzt aufgesucht werden, der das Medikament absetzt und die Behandlung umstellt. *Auf keinen Fall sollte der Patient von sich aus die Behandlung abbrechen,* auch dann nicht, wenn er aus irgendeinem Grunde mit den Tropfen unzufrieden ist. Vom Fachmann, z. B. einem Hautarzt oder Allergologen, sollte eine Testung vorgenommen werden, damit abgeklärt wird, welche Tropfen vom Patienten vertragen werden und welche nicht. Um das Risiko der Entstehung einer Allergie möglichst gering zu halten, sind von verschiedenen Pharmafirmen Tropfen ohne Konservierungsmittel entwickelt worden, die als Einzeldosen angeboten werden.

Allergien auch nach Jahren möglich

Nicht selten liegt bei einer Bindehautreizung aber keine Allergie, sondern eine andere Form der Bindehautentzündung vor, z. B. als Folge eines trockenen Auges, einer bakteriellen Entzündung oder einer Nebenwirkung des Medikaments.

Nicht jede Reizung ist eine Allergie

Behandlung mittels Laserstrahlen

Kann mit der medikamentösen Behandlung keine ausreichende Drucknormalisierung erreicht werden oder schreitet der Gesichtsfeldverfall fort, wird meist eine Laserbehandlung durchgeführt.

Wenn Tropfen nicht wirken, dann Laser

Bei einem weiten Kammerwinkel werden über ein Kontaktglas Laserherde hoher Energie am Rande des Trabekelwerkes gesetzt, ohne daß das Auge operativ eröffnet werden muß (Argonlasertrabekuloplastik). Eine Drucksenkung tritt in etwa 80 Prozent der Fälle ein, so daß mitunter auf eine medikamentöse Weiterbehandlung vorerst verzichtet werden kann. Ein Nachlassen des Effektes ist nach einigen Jahren möglich, dann kann eine nochmalige Laserbehandlung durchgeführt werden.

Laser kann wiederholt werden

Bei einem engen Kammerwinkel kann eine Laserbehandlung der Regenbogenhaut eine Verbindung zwischen hinterer und vorderer Augenkammer schaffen und zum leichteren Abfluß des Kammerwassers beitragen (YAG-Laseriridotomie).

Nach beiden Eingriffen kann der Augendruck am nächsten Tag kurzfristig erhöht sein.

Die Laserbehandlung ist für den Patienten wenig belastend, unabhängig davon, welches Verfahren angewendet wird. Die örtliche Betäubung erfolgt durch Augentropfen, so daß das ins Auge eingesetzte Kontaktglas kaum wahrgenommen wird. Der Patient sitzt wie bei der Augeninnendruckmessung an der Spaltlampe und kann nach wenigen Minuten wieder nach Hause gehen.

Leider ist die Erfolgsrate nicht besonders hoch, die Untersuchungsergebnisse schwanken beträchtlich. Die meisten wissenschaftlichen Arbeiten geben eine achtzigprozentige Drucknormalisierung nach zwei und eine vierzigprozentige nach fünf Jahren an.

Da der Eingriff allerdings kein nennenswertes Risiko darstellt, einfach durchzuführen und mit keiner wesentlichen Belastung für den Patienten verbunden ist, kommt er nach wie vor oft zur Anwendung.

Operative Behandlung

Die Operation ist die letzte Möglichkeit, den Augendruck zu normalisieren und den Gesichtsfeldverlust aufzuhalten. Sie wird auch bei Medikamentenunverträglichkeit und unzureichender Mitarbeit des Patienten bei der Behandlung durchgeführt, ist aber nicht die Methode der Wahl, sondern die Methode der Not.

OP = Methode der Not

Anlegen eines künstlichen Abflusses

Meist wird ein künstlicher Abfluß angelegt, damit das Kammerwasser unter die Bindehaut abfließen kann (Trabekulektomie, Goniotrepanation, siehe Abbildung 11). Verschiedene Komplikationen können auftreten, sind aber auf Grund von besserer Operationstechnik in letzter Zeit seltener geworden. Die Operation kann ambulant, in schwierigeren Situationen besser stationär durchgeführt werden. In den meisten Fällen wird sie unter örtlicher Betäubung vorgenommen. Die Betäubungsspritze ist dabei das einzig Unangenehme; durch eine gute Beruhigung des Patienten durch den Anästhesisten (Sedierung) wird sie allerdings oft gar nicht bemerkt. Durch diese Vorgehensweise entfällt das Restrisiko, das eine Narkose immer in sich birgt. Wesentliche Schmerzen treten nicht auf.

Nach der Operation, die selten länger als 20 bis 30 Minuten dauert, sind häufige augenärztliche Kontrollen notwendig, um wirklich auszuschließen, daß der Augendruck wieder steigt. Erfahrungsgemäß ist der Augendruck nach einer drucksenkenden Operation noch sehr instabil. Selbst Druckwerte von 0 können kurzzeitig auftreten, insbesondere dann, wenn der Filter, durch den das Kammerwasser aus dem Auge unter die Bindehaut gelangt, zu groß angelegt wurde. Ist der Augeninnendruck nicht dauerhaft gesenkt, was insbesondere bei Vernarbungen im Bereich des künstlichen Abflusses auftreten kann, wird die Operation an einer anderen Stelle wiederholt. Mitunter müssen später zusätzlich drucksenkende Augentropfen gegeben werden.

Behandlung des Glaukomanfalls

Glaukomanfall ist ernster Notfall

Ein Glaukomanfall ist ein *Notfall,* der einer sofortigen Behandlung und einer schnellen Senkung des Augeninnendruckes bedarf. Die ersten Maßnahmen sollte der erstbehandelnde Arzt einleiten. Sie bestehen in einer Schmerzlinderung und Beruhigung sowie der Gabe von *Diamox* (Karboanhydrasehemmer, als Tablette, besser jedoch in Form einer Spritze) zur Drosselung der Kammerwasserbildung.

Diamox und Pilocarpin

Weiterhin sollten sofort beiderseits *Pilocarpin-Augentropfen* zur Pupillenverengung gegeben werden (am Anfallsauge zunächst alle drei Minuten, nach einer halben Stunde alle fünfzehn Minuten; da auch das andere Auge anfallgefährdet ist, wird es dreimal täglich getropft).

Die anschließende Behandlung übernimmt der *Augenarzt*. Meist werden weiter pupillenverengende Tropfen ins Auge gegeben. Um in schwierigen Fällen, in denen sich der Augeninnendruck mit der üblichen Behandlung nicht senken läßt, dem Auge Wasser zu entziehen, stellt man fallweise ein osmotisches Gefälle vom Auge zum Blut mit 20- bis 40prozentigen *Mannit-* bzw. *Sorbit*-Lösungen her, die in die Vene eingespritzt werden. Besteht keine Übelkeit, kann auch *Glyzerin* (mit Zitronensaft zur Geschmacksverbesserung) getrunken werden. Bei Diabetikern ist dies jedoch nicht möglich. Mitunter wirkt auch ein Glas Weinbrand.

OP notwendig

Nach der Normalisierung des Augendrucks und dem Abklingen der Entzündung des Auges wird eine Operation zur Verhinderung weiterer Anfälle durchgeführt. Dabei wird ein kleines Loch in die Regenbogenhaut geschnitten (Iridektomie).

Da über 90 Prozent aller Patienten, die an einem Auge einen Glaukomanfall hatten, innerhalb des nächsten Jahres einen Anfall am Partnerauge erleiden würden, wird der Eingriff baldmöglichst auch am zweiten Auge zur Vorbeugung vorgenommen. Mitunter reicht auch eine Laserbehandlung (YAG-Laseriridotomie, vergleiche Kapitel »Behandlung mittels Laserstrahlen«, Seite 42).

Darüber hinaus sind fallweise das ständige beidseitige Tropfen eines pupillenverengenden Medikaments (Miotikum) und regelmäßige augenärztliche Kontrollen notwendig.

Behandlung des angeborenen Grünen Stares

Tropfen wirkungslos, OP notwendig

Der angeborene grüne Star kann nur *operativ* behandelt werden. Alle Augentropfen sind wirkungslos. Die operative Druckregulierung muß zum frühestmöglichen Zeitpunkt erfolgen. Bei noch klarer Hornhaut wird der verschlossene Kammerwinkel mit einer kleinen Lanzette von der Gegenseite und von innen aus unter Sichtkontrolle (Kontaktglas) aufgeschnitten (Goniotomie, siehe Abbildung 11 a). Bei getrübter Hornhaut entscheidet sich der Operateuer oft für eine Trabekulotomie. Dabei wird der Schlemmsche Kanal von außen aufgesucht und nach beiden Seiten nach innen aufgerissen (siehe Abbildung 11 c).

Künstlicher Abfluß unter die Bindehaut

Bei fortgeschrittenen Fällen wird ein künstlicher Abfluß des Kammerwassers unter die Bindehaut angelegt (Trabekulektomie, Goniotrepanation, Abbildung 11 b, vergleiche Kapitel »Operative Behandlung«, Seite 43). Mitunter müssen mehrere Operationen durchgeführt werden.

Behandlung eines sekundären Grünen Stares

Die Behandlung ist nicht selten kompliziert und von der Ursache der Drucksteigerung abhängig. Oft reguliert sich nach Behandlung des Grundleidens auch der Augeninnendruck wieder. Oftmals reichen die beschriebenen Verfahren aber nicht aus. Insbesondere bei schwerer Zuckererkrankung oder eines Gefäßverschlusses der Netzhaut muß der Ziliarkörper mittels Kälte (Zyklokryothermie) verödet werden, damit weniger Kammerwasser gebildet wird und der Augeninnendruck fällt. Leider ist dieser Eingriff schlecht dosierbar und relativ eingreifend, so daß er meist als letzte Möglichkeit angesehen wird. Nicht selten sind die Augen bereits durch die schwere Grundkrankheit erblindet (Amaurose). In solchen Fällen soll die Operation nur zur Beschwerdefreiheit führen.

Verödung des Ziliarkörpers

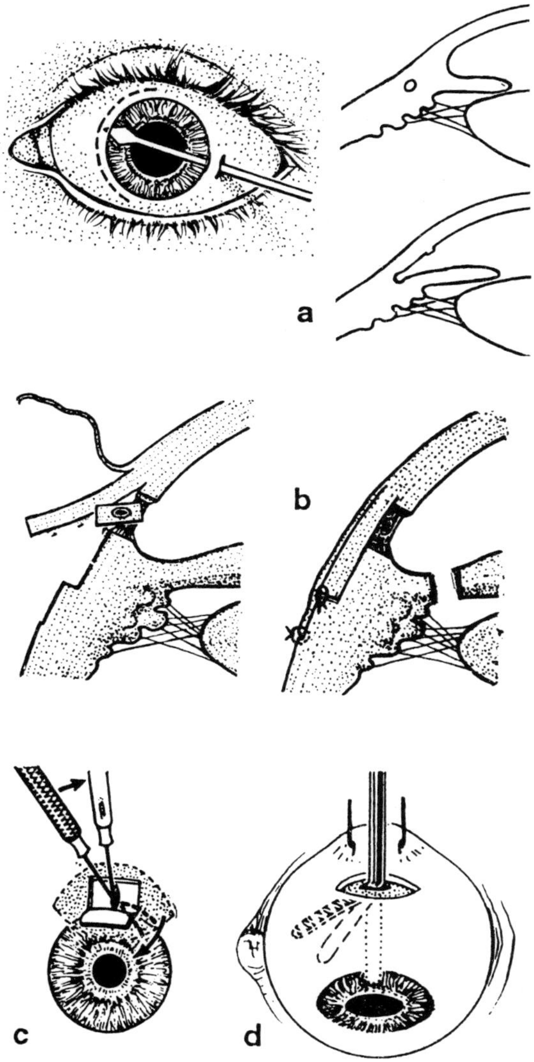

Abb. 11: Operationsverfahren beim Glaukom.
a Goniotomie (das dazu erforderliche Kontaktglas ist nicht eingezeichnet) mit Darstellung des Kammerwinkels vor und nach der Operation; b Trabekulektomie; c Trabekulotomie (der Schlemmsche Kanal wird von außen mit einer Sonde aufgesucht und nach innen aufgerissen); d Zyklodialyse (Ablösen des Ziliarkörpers von der Sklera mit dem Spatel, damit das Kammerwasser aus der Vorderkammer zur Aderhaut hin absickern kann).

Alternative Behandlungsmethoden

Naturheilkundliche oder andere alternative Behandlungsmethoden erfreuen sich zunehmender Beliebtheit und haben auf manchem Gebiet sicher auch ihre Bedeutung. Allerdings haben sie in Bezug auf den Grünen Star keine Daseinsberechtigung, insbesondere nicht als alleinige Form der Behandlung. Es ist bislang keine nichtschulmedizinische Behandlungsmethode bekannt, die in der Lage wäre, den Augeninnendruck dauerhaft zu senken, obwohl es verschiedentliche Hinweise auf eine positive Wirkung des autogenen Trainings gibt.

Wirkung wissenschaftlich nicht nachgewiesen

Und so bleibt es letztendlich sogar gefährlich, eine Therapie jenseits der Schulmedizin zu favorisieren, die wirkungslos bleibt. Wer seinen Grünen Star mit Methoden behandelt oder behandeln läßt, die ineffektiv sind, muß mit einem Fortschreiten der glaukomatösen Schäden rechnen und darf nicht erwarten, daß diese durch spätere schulmedizinische Maßnahmen wieder rückgängig gemacht werden. Das Risiko ist demnach zu groß, um zu experimentieren.

Wie sieht ein Mensch mit Grünem Star?

Das Heimtückische am Grünen Star ist die Tatsache, daß er oft nicht bemerkt wird.

Symptomarmut auffällig

Meist werden weder Schmerzen noch Sehstörungen wahrgenommen. Aus diesem Grunde ist es für viele Menschen auch schwer verständlich, warum sie zur vorbeugenden Augeninnendruckmessung nach dem 40. Lebensjahr einen Augenarzt aufsuchen bzw. beim Vorliegen eines Grünen Stares

Augentropfen nehmen und sich regelmäßigen augenärztlichen Kontrollen unterziehen sollen.

Sehstörungen erst im Spätstadium

Anfängliche Gesichtsfeldeinschränkungen werden kaum bemerkt. Liegen im Spätstadium zentrale Gesichtsfelddefekte vor, ist die Fixation behindert: Die Patienten können einen Gegenstand nicht mehr ansehen. Bestehen nur noch geringe periphere Gesichtsfeldreste, ist eine Orientierung im Raum kaum noch möglich. Im Endstadium sind die Patienten blind. Mitunter muß wegen starker Augenschmerzen eine operative Entfernung des Augapfels vorgenommen werden.

Wie schnell schreitet die Erkrankung fort?

Regelmäßiges Tropfen, regelmäßige Kontrollen

Die Entwicklung und das Fortschreiten der Erkrankung ist sehr unterschiedlich und hängt in erster Linie von der Regelmäßigkeit der Verabreichung der drucksenkenden Medikamente ab. Ist der Augeninnendruck gut »eingestellt« und die Durchblutung des Sehnervenkopfes ausreichend, bleibt die Erkankung »stehen«. Allerdings kann weder medikamentös noch operativ der Schaden, der u. U. bereits eingetreten ist, behoben werden.

Es gibt beeindruckende Untersuchungen über die Verläßlichkeit der Anwendung drucksenkender Augentropfen durch den Patienten. Danach tropfen etwa 40 Prozent aller Glaukompatienten zwischen den Arztbesuchen *unregelmäßig*. Vor der Kontrolle des Augeninnendruckes wird meist sehr exakt getropft, so daß der Augenarzt zunächst zufrieden ist. Später stellen sich allerdings Gesichtsfeldschäden ein, die der Augenarzt schwer interpretieren kann, zumal der Augeninnendruck scheinbar immer im Normbereich lag.

Bei Drucksenkung kein Fortschreiten

Bei ausreichender Drucksenkung, zuverlässiger Tropfenanwendung und regelmäßigen augenärztlichen Kontrollen ist ein Fortschreiten der Erkrankung nur in Ausnahmefällen möglich, zumeist im Zusammenhang mit schweren Durchblutungsstörungen des Sehnervenkopfes.

Vorbeugen möglich

Erblindung durch den Grünen Star ist vermeidbar!

Wie muß sich ein Glaukompatient verhalten?

Ständiges Tropfen und ärztliche Druckkontrollen wichtig

Entscheidend ist die *Aufklärung* des Patienten. Er muß wissen, welche Gefahr ein erhöhter Augeninnendruck mit sich bringt, und die Notwendigkeit erkennen, sich einem strengen Behandlungsregime mit *zuverlässiger Tropfenanwendung* und *regelmäßigen augenärztlichen Kontrollen* zu unterziehen. Der Patient sollte *nie* von sich aus das Behandlungsschema verändern, insbesondere nicht die Anzahl der Tropfen reduzieren.

Lebensweise braucht nicht verändert zu werden

Dies ist erfahrungsgemäß für den Patienten immer dann schwer verständlich, wenn noch keine Ausfälle im Gesichtsfeld bestehen. In den meisten Fällen haben es die Patienten selbst in der Hand, welchen Verlauf ihre Erkrankung nimmt. Sie müssen, um das Vertrauen dem behandelnden Augenarzt gegenüber nicht zu belasten, wissen, daß durch die Behandlung keine Verbesserung des Sehvermögens eintreten kann und daß durch das Glaukom eingetretene Funktionsverluste unwiederbringlich verloren sind. Die *Lebensweise* braucht nicht, wie früher immer gefordert, eingeschränkt zu werden. Letztendlich kann ein Patient »seinen« Grünen Star wenig, vielleicht sogar gar nicht beeinflussen. Allerdings wirkt sich *starkes Rauchen* wegen der Verschlechterung der Durchblutungssituation am Sehnervenkopf negativ aus. Darüber hinaus sollten nie größere Flüssigkeitsmengen in kurzer Zeit aufgenommen werden: 0,5 Liter in fünf Minuten getrunken, regt die Bildung des Kammerwassers an und erhöht den Augeninnendruck.

Der Genuß von kleineren Mengen *Alkohol* ist demgegenüber sogar förderlich und nützlich, weil es den Augeninnendruck senkt. Früher wurde deshalb als altes Hausmittel bei einem Glaukomanfall ein Glas Weinbrand gereicht. Größere Mengen Alkohol vermögen indes nicht, den Augeninnendruck weiter zu senken.

Äußere Einflüsse beeinflussen Druck nicht

Das Tragen von *Sonnenbrillen* schadet keineswegs, wie früher mitunter wegen der damit verbundenen Pupillenerweiterung und der Gefahr der Entstehung eines Glaukomanfalls angenommen wurde. Ist das Glaukom richtig eingestellt, hat diese mäßige Verdunklung keinen Einfluß auf den Augeninnendruck.

Weder Anstrengungen der Augen, Bildschirmarbeit oder Fernsehen oder körperliche Verausgabung und Sport haben einen negativen Einfluß auf den Augeninnendruck. Auch Flugreisen sind ungefährlich.

Es ist sicher nachgewiesen, daß *Streß* und Nervosität einen Grünen Star nicht auslösen können. Allerdings wirken sich ein ruhiger, ausgeglichener Tagesablauf, richtige Organisation der täglichen Pflichten und Vermeidung von Hektik günstig auf den Augeninnendruck aus. Deshalb sollten seelische Aufregungen vermieden werden.

Unabhängig vom Blutdruck

Augen- und *Blutdruck* stehen nicht in einer direkten Abhängigkeit. Wenn der Blutdruck hoch ist, muß nicht zwangsläufig auch der Augeninnendruck hoch sein. Allerdings wirkt sich ein niedriger Blutdruck oder ein medikamentös stark abgesenkter Blutdruck negativ auf die Durchblutung des Sehnervenkopfes aus. Alle Medikamente, die den Blutdruck senken, können bei Glaukom zu einer Verschlechterung führen.

Kontakt mit Hausarzt halten

Aus diesem Grunde müssen sich Augen- und Hausarzt über die Behandlung des Blutdruckes abstimmen. Überhaupt sollte die Behandlung immer mit dem Hausarzt abgesprochen werden, einmal um mögliche Nebenwirkungen beispielsweise gegenüber Betablockern abzuklären, zum anderen um bei fortschreitendem Gesichtsfeldverlust trotz »normaler« Druckwerte eine Verbesserung der Durchblutung anzustreben. Letztendlich muß der Hausarzt über das mögliche Vorliegen eines engen Kammerwinkels und über die Problematik der Gabe von pupillenerweiternden Medikamenten informiert sein. Auch *krampflösende Medikamente,* die bei Darm-, Gallen- und Blasenerkrankungen angewendet werden, bedingen eine Pupillenerweiterung (Mydriasis) und bei engem Kammerwinkel eine Glaukomanfall.

Vorsicht vor langandauernder Kortisontherapie

Kortisonpräparate führen sowohl in Form von Augentropfen als auch Tabletten bei häufiger Anwendung oder bei Mißbrauch zu einem Anstieg des Augeninnendruckes. Auch gesunde Augen können durch Kortison einen Grünen Star entwickeln, der allerdings wieder rückbildungsfähig ist. Deshalb sollten sich Patienten, die regelmäßig Kortison einnehmen müssen, gelegentlich beim Augenarzt vorstellen.

Bei Diabetes häufig

Ein Zusammenhang des Glaukoms mit Allgemeinerkrankungen ist neben dem Blutdruck nur bei der *Zuckerkrankheit* (Diabetes mellitus) bekannt. Zuckerkranke haben häufiger einen Grünen Star als andere Menschen.

Darüber hinaus ist bekannt, daß ein erhöhter Cholesterinspiegel die Blutgefäße schädigt und zur Arterienverkalkung führt, die auch zu einer schlechteren Durchblutung des Sehnervenkopfes führt. Eine entsprechende allgemeinärztliche Behandlung ist daher ebenso wie eine adäquate Kost empfehlenswert.

Dennoch sollte sich der betroffene Patient sein Leben nicht durch den Grünen Star über Gebühr einschränken lassen und es weiter genießen. Bei regelmäßiger Tropfenanwendung und Augeninnendruckkontrolle braucht die Lebensfreude nicht beeinträchtigt zu sein.

Wie ist die Prognose des Grünen Stares?

Früherkennung entscheidend

Je später die Erkrankung erkannt wird, desto schlechter ist die Prognose. Durch entsprechende *Aufklärung,* eine rechtzeitig eingeleitete medikamentöse Therapie bzw. das weitgefächerte Spektrum chirurgischer und laserchirurgischer Maßnahmen kann in den meisten Fällen ein Schaden am Sehnerv vermieden werden.

Wird ein Glaukomanfall rechtzeitig erkannt und behandelt, ist die Wiedererlangung des vollen Sehvermögens die Regel. Bei Verschleppung des Anfalls oder fehlender Therapie sind starke Funktionseinbußen bis hin zur Erblindung zu erwarten. Greifen die prophylaktischen Maßnahmen, kann ein weiterer Anfall verhindert werden.

Perspektiven in der Behandlung des Grünen Stares

Ständige Suche nach neuen Behandlungsverfahren

Die Glaukombehandlung ist durch den Einsatz von lokalen Betablockern vor etwa 20 Jahren sicherer und effektiver geworden. Auch gegenwärtig gibt es eine Vielzahl von Forschungseinrichtungen, die nach neuen, drucksenkenden Augentropfen und nach einer verbesserten Laseranwendung am Auge suchen: Denn nach wie vor gibt es noch eine Reihe von Unklarheiten über dieses Leiden.

Die American Academy of Ophthalmology glaubt, daß sich spätestens im Jahre 2025 die medikamentöse Glaukomtherapie so weit entwickelt haben wird, daß alle gegenwärtigen operativen Methoden überflüssig sein werden. Zu den wichtigsten Innovationen in pharmakologischer Hinsicht gehören u. a. lokal wirkende Karboanhydrasehemmer und auch Prostaglandine sowie die Suche nach Substanzen, die das Trabekelwerk reinigen oder einen regulierbaren Verschluß der Tränenwege bewirken, damit die drucksenkenden

Tropfen nicht gleich in die Nase abfließen können. Mit dieser Methode könnte die Wirksamkeit der Tropfen gesteigert werden.

In 30 Jahren OP überflüssig?

In den letzten Jahren sind umfangreiche experimentelle und klinische Studien durchgeführt worden, deren Ziel darin besteht, mittels Laserstrahlen einen künstlichen Abfluß des Kammerwassers unter die Bindehaut zu schaffen (z. B. Holmium – Laser). Diese Behandlung wird derzeit in die Praxis eingeführt und stellt eine wesentliche Bereicherung der operativen Glaukombehandlung dar, zumal der Eingriff sehr schonend ist und in relativ kurzer Zeit erfolgt. Dabei wird mit einer Schere ein kleines Loch in die Bindehaut geschnitten, eine Lasersonde bis zum Übergang der Leder- in die Hornhaut vorgeschoben und mittels Laserstrahlen eine Verbindung von vorderer Augenkammer mit dem Raum unter der Bindehaut geschaffen. Danach wird die Bindehautwunde mit einer Naht verschlossen. Die Tendenz zur Vernarbung ist noch groß.

Neue Lasertechniken

In der Vergangenheit wurden immer wieder Operationsmethoden vorgestellt, bei denen ein kleines Kunststoffventil ins Auge eingesetzt wird, durch das das Kammerwasser nach außen fließen kann. Leider war bislang die Komplikationsrate noch relativ hoch, so daß derartige Implantationen nur in Ausnahmefällen vorgenommen werden. Wenn die Methode allerdings weiterentwickelt wird und ausgereift ist, könnte sie eine echte operative Alternative zu anderen Verfahren darstellen.

Zusammenfassung

Die wichtigsten Fakten über den Grünen Star sind nachfolgend zusammengestellt.

Tabelle 4: Der Grüne Star in Stichpunkten

Definition:	Der Grüne Star ist eine Augenerkrankung, die meist mit einem erhöhten Augeninnendruck einhergeht.
Ursache:	Beeinträchtigung des Kammerwasserabflusses aus dem Auge.
Folge:	Zunehmendes Absterben des Sehnervenkopfes mit Gesichtsfeldausfällen, am Schluß Erblindung.
Therapie:	Augentropfen, Laseranwendung, Operation.
Therapieziel:	Senkung des Augeninnendrucks.
Eigenverantwortung des Patienten:	Regelmäßige Kontrolle des Augeninnendruckes durch den Augenarzt, regelmäßige Tropfenanwendung durch den Patienten.

Was Patienten häufig ihren Arzt fragen

Ich kann nicht glauben, daß ich einen Grünen Star habe. Ich merke doch nichts!

Gefährliche Symptomlosigkeit

Die Symptomlosigkeit ist das charakteristische Merkmal des Grünen Stares, insbesondere des Weitwinkelglaukoms. Es ist besonders heimtückisch, daß ein mäßig erhöhter Augeninnendruck praktisch keine Beschwerden verursacht. Die Gefährlichkeit des erhöhten Augeninnendruckes bleibt somit unbemerkt. Letzten Endes gibt es aber eine Vielzahl von Erkrankungen, die sich anfangs auch nicht durch Schmerzen oder andere warnende Symptome ankündigen.

Vertrauen zum Augenarzt

Deshalb ist gerade beim Vorliegen eines Grünen Stares ein vertrauensvolles Verhältnis zwischen Patient und Augenarzt von größter Bedeutung. Wenn die Diagnose angezweifelt wird, sollte zusätzlich ein anderer Augenarzt konsultiert werden, um endgültige Gewißheit und Sicherheit zu erhalten.

Bei mir ist ein Grüner Star festgesellt worden. Werde ich jetzt erblinden?

Vielerorts besteht die Annahme, daß der Grüne Star zwangsweise zur Erblindung führt. Das ist nicht richtig. Sicher besteht die Möglichkeit der Erblindung, wenn die vom Augenarzt festgelegte Therapie nicht eingehalten wird, die augenärztlichen Kontrollen versäumt werden oder die Erkrankung einen unglücklichen Verlauf nimmt, beispielsweise bei gleichzeitigem Vorliegen von schweren Durchblutungsstörungen.

Hält sich der Patient an die Vorgaben und Anweisungen des Augenarztes, ist eine spätere Erblindung sehr unwahrscheinlich.

Erblindung unwahrscheinlich

Was kann ich selbst tun, damit der Augeninnendruck normal ist?

Halten Sie die drucksenkende Therapie ein, besonders die rechtzeitige Anwendung der Augentropfen und die regelmäßige Kontrolle beim Augenarzt. Das sind die wichtigsten Dinge, auf die Sie selbst Einfluß nehmen können. Eine gesunde Lebensführung, sportliche Betätigung und eine ausgewogene Ernährung sind vorteilhaft, während das Rauchen schadet. Darüber hinaus kann der Patient kaum Einfluß auf seinen Augendruck nehmen.

Ständiges Tropfen, oft Druckkontrollen

Zweifelsfrei fest steht, daß bestimmte Gewohnheiten, Betätigungen oder Tätigkeiten (Fernsehen, Lesen, Handarbeit, intensive Beanspruchung der Augen aller Art, Sehen in der Dunkelheit, Kunstlichtbeleuchtung) keinen Einfluß auf den Augendruck ausüben.

Wie kann ich feststellen, ob mein Augeninnendruck zu hoch ist?

Die Beurteilung der Höhe des Augeninnendruckes durch den Patienten ist nahezu unmöglich, obwohl mitunter manche Glaukompatienten vor der Messung eine gewisse Vorahnung haben. Meist schließen sie dabei von ihrem Wohlbefinden oder von äußeren Faktoren auf den Augendruck.

Hoher Augendruck wird nicht gefühlt

Manche Patienten haben gelernt, durch Druck auf das Auge mittels beider Zeigefinger den Augendruck grob zu schätzen. Eine exakte Selbstüberprüfung des Augendruckes durch den Patienten gibt es bislang nicht.

In der letzten Zeit wurde ein Druckmeßgerät entwickelt, mit dem der Patient selber seinen Augeninnendruck messen kann. Langzeiterfahrungen fehlen noch.

Wie oft sollte der Patient mit einem Grünen Star den Augenarzt aufsuchen?

Bei guter Drucklage 6- bis 12wöchentliche Kontrollen

Die Antwort kann nicht pauschal gegeben werden, weil es unendlich viele Verlaufsformen gibt und jeder Fall anders liegt. In erster Linie hängt die Untersuchungshäufigkeit von der Augendrucklage, der Zuverlässigkeit der Tropfenanwendung und dem Fortschreiten der Erkrankung ab. In günstigen Fällen genügt eine 6- bis 12wöchentliche Vorstellung, andernfalls muß häufiger kontrolliert werden. Dies gilt insbesondere bei einer Neueinstellung eines Glaukoms oder nach Umstellung der Therapie.

Ich habe meine Tropfen nicht mehr genommen. Erstens sehe ich danach schlechter, und zweitens brennen sie.

Nach der Gabe von pupillenverengenden Augentropfen kann sich das Sehen für einige Zeit verschlechtern, mitunter treten Kopfschmerzen auf. Viele Augentropfen brennen leicht, insbesondere bei Patienten mit trockenen oder empfindlichen Augen.

Nie Behandlung selbst abbrechen

Es kann allerdings fatale Folgen haben, wenn der Patient von sich aus die Behandlung abbricht und das Tropfen einstellt bzw. reduziert. Ist der Patient aus irgendeinem Grunde mit den Tropfen unzufrieden, muß der Augenarzt konsultiert werden, damit über die Beschwerden gesprochen und gegebenenfalls eine andere Behandlung eingeleitet werden kann.

Was passiert, wenn ich einmal das Tropfen vergessen habe?

Jede Vernachlässigung der Behandlung wirkt sich ungünstig auf den Krankheitsverlauf aus. Bei einem Engwinkelglaukom kann das Vergessen der abendlichen pupillenverengenden Augentropfen einen Glaukomanfall auslösen, bei einem Weitwinkelglaukom steigt der Augeninnendruck und führt bei häufigerem Unterlassen der Therapie zu weiteren Schäden, d. h. der Heilungsprozeß wird deutlich verlangsamt. Es besteht die Gefahr einer Infektion, der Reizzustand bleibt längere Zeit bestehen. Aus diesem Grunde sollte der Patient das Eintropfen der Medikamente peinlichst genau beachten und es möglichst nicht vergessen.

Vergessen der Tropfen gefährlich

Was kann ich tun, damit ich das Tropfen nicht vergesse?

Tropfkalender

Es hat sich bewährt, einen *Tropfkalender* zu führen, auf dem die Zeiten der Tropfenanwendung aufgeschrieben sind. Dies ist insbesondere sinnvoll, wenn verschiedene Medikamente eingetropft werden müssen.

Tropfuhr

An manchen Tropfflaschen hat der Hersteller eine spezielle Markierung angebracht, an der zu erkennen ist, wie oft bereits getropft wurde. Manche Pharmafirmen bieten *Tropfuhren* an, die individuell eingestellt werden können und die Zeit des Tropfens durch ein akustisches Signal anzeigen.

Kann man mit einem Grünen Star auch an einem Grauen Star erkranken?

Beide Augenerkrankungen sind eigenständige Krankheitsbilder, beeinflussen sich nicht und können durchaus nebeneinander bestehen.

Beide »Stare« möglich

Oftmals sind die Patienten erschrocken, wenn der Augenarzt ihnen mitteilt, daß sie neben dem Grünen nunmehr auch den Grauen Star haben. Dabei ist der Graue Star im Alter keine Seltenheit. Eine Sehverschlechterung, die durch den Grauen Star bedingt ist, ist allerdings weniger tragisch, weil sie bei einer bestimmten Ausprägung durch eine Operation beseitigt werden kann. Ein Sehverlust durch den Grünen Star ist demgegenüber irreparabel und deshalb langfristig gesehen wesentlich schwerwiegender.

Ich habe immer getropft, trotzdem wird meine Sehschärfe schlechter!

Zusätzlicher Sehverlust durch andere Erkrankungen

Die Ursachen für eine Sehverschlechterung bei regelmäßiger Tropfenanwendung sind unterschiedlich. Bei guter Drucklage kann eine schlechte Durchblutung, z. B. bei schwerer Arteriosklerose, zu einem Fortschreiten des Glaukoms führen. Meist liegen aber andere Augenerkrankungen vor, die die Sehschärfe negativ beeinflussen, z. B. eine Altersveränderung der Stelle des schärfsten Sehens der Netzhaut (Makula), ein Grauer Star, diabetische Netzhautveränderungen oder Sehnervenerkrankungen. Es muß im Einzelfall entschieden werden, welche zusätzliche Behandlung durchgeführt werden kann, um die Sehverschlechterung aufzuhalten oder zu beseitigen.

Kann der Grüne Star operiert werden?

Natürlich kann auch der Grüne Star operiert werden. Allerdings wird mit dieser Frage immer die Hoffnung verbunden, daß diese Operation die verlorengegangene Sehschärfe wiederherstellt und wie bei der Operation des Grauen Stares alle Probleme beseitigt. Dem ist leider nicht so.

Operation letztes Mittel

Die Operation des Grünen Stares dient lediglich der Drucknormalisierung und wird erst dann durchgeführt, wenn alle anderen therapeutischen Maßnahmen (Augentropfen, Laseranwendung) erfolglos geblieben sind. Eine Sehverbesserung kann sie leider nicht erbringen, weil die Ursache der Sehverschlechterung, *der Gewebsschwund (Atrophie) des Sehnervenkopfes,* nicht beseitigt werden kann.

Keine Sehverbesserung möglich

Welcher Star ist schlimmer, der Graue oder der Grüne?

Beide Starformen haben im Grunde genommen nichts miteinander zu tun. Gemeinsam ist ihnen nur der Name.

Ursachen, Verlaufsformen, Behandlungsmöglichkeiten und Prognose sind grundverschieden und deshalb kaum miteinander zu vergleichen.

Wenn man allerdings berücksichtigt, daß der Grüne Star bei Nichtbehandlung unweigerlich zur Erblindung führt, der Graue Star aber selbst im fortgeschrittenen Stadium mit Erfolg operiert werden kann, ist der Grüne Star die ungünstigere Erkrankung des Auges.

Grüner Star gefährlicher

Zu welcher Zeit sollte der Augeninnendruck gemessen werden?

Der Augeninnendruck ist meist in den frühen Morgenstunden am höchsten. Die Messung zu dieser Tageszeit ist allerdings nur im Krankenhaus möglich. Aus diesem Grunde ist es besonders wichtig, daß möglichst zeitig die drucksenkenden Augentropfen verabreicht werden.

Druckmessung kurz vor Gabe der Augentropfen

Entscheidend ist die Messung des Augeninnendruckes an den Nahtstellen der Therapie, d. h. kurz vor dem Tropfen, da zu diesem Zeitpunkt der höchste Augeninnendruck zu erwarten ist. Ist der Augeninnendruck zu hoch, muß die Tropffrequenz erhöht oder andere Tropfen gegeben werden.

Soll ich vor dem Besuch beim Augenarzt meine Tropfen ins Auge geben oder nicht?

Regelmäßige Tropfenanwendung

Der Augenarzt will feststellen, ob die Therapie ausreicht oder nicht. Aus diesem Grunde soll am Tag der Untersuchung genauso weitergetropft werden wie immer.

Will der Augenarzt wissen, wie hoch der Augeninnendruck ohne Behandlung ist, wird er dem Patienten vorher genaue Instruktionen geben. Mitunter bittet er den Patienten, vor der Untersuchung keine pupillenverengenden Tropfen (Miotika) zu nehmen, wenn eine diagnostische Pupillenerweiterung zur Beurteilung des Sehnerven und der Netzhaut geplant ist.

Was soll ich machen, wenn ich auf einer Reise meine Augentropfen vergessen habe?

Augenarzt aufsuchen

Sie müssen unbedingt den nächsten Augenarzt aufsuchen, Ihre Situation schildern und, wenn möglich, den Namen Ihrer Augentropfen angeben. Der Arzt wird Ihnen ein Rezept ausstellen oder, falls im Ausland die Tropfen nicht verfügbar sind, auf ein ähnliches oder vergleichbares Präparat ausweichen. Auch aus diesem Grunde ist es sehr wichtig, daß Sie über den Verlauf Ihrer Erkrankung, die Veränderungen des Sehnervenkopfes und des Gesichtsfeldes sowie die Augeninnendrucklage Kenntnis haben. Sie sollten Ihren Augenarzt stets nach den Untersuchungsergebnissen fragen, um informiert zu sein.

Meine Mutter hat einen Grünen Star. Muß ich befürchten, auch daran zu erkranken?

Grüner Star vererbt

Die Veranlagung zum Grünen Star wird zweifellos vererbt. Allerdings ist die Wahrscheinlichkeit, bei Vorliegen eines Grünen Stares in der Familie selbst zu erkranken, nicht sehr groß, aber deutlich höher als bei anderen Menschen.

Aus diesem Grunde sollten sich Menschen, in deren Familie Grüner Star anzutreffen ist, häufiger und regelmäßiger untersuchen lassen als andere.

Ich kann mich bei der Gesichtsfeldprüfung so schlecht konzentrieren. Kann man nicht auf diese Untersuchung verzichten?

Gesichtsfelduntersuchung ist unverzichtbar

Der Gesichtsfeldprüfung kommt zur Früherkennung und zur Feststellung des Fortschreitens des Grünen Stares eine entscheidende Rolle zu. Sie besitzt einen hohen diagnostischen Wert und ist unverzichtbar. Die erste Untersuchung ist dabei besonders wichtig und erfordert viel Zeit und seitens des Patienten ein hohes Maß an Konzentration. Spätere Untersuchungen sind zeitsparender und weniger anstrengend, weil auf die Ergebnisse des Vorbefundes zurückgegriffen werden kann. Es werden halb- bis jährliche Kontrollen angeraten.

Bei Konzentrationsstörungen können Pausen, beispielsweise zwischen der Prüfung des rechten und linken Auges, eingelegt werden. Es empfiehlt sich, die Prüfung in ausgeruhtem und entspanntem Zustand vorzunehmen, beispielsweise früh am Morgen.

Kann mir die Naturmedizin helfen?

Leider haben naturheilkundliche oder andere alternative Behandlungsmethoden bislang keinerlei Einfluß auf den Augeninnendruck, obwohl es einige Hinweise auf eine positive Wirkung des autogenen Trainings gibt.

Wirkungslose Therapie gefährlich

Aus diesem Grunde ist es außerordentlich gefährlich, eine Therapie durchzuführen, die wirkungslos bleibt. Wer seinen Grünen Star mit Methoden behandelt oder behandeln läßt, die ineffektiv sind, muß mit einem Fortschreiten der glaukomatösen Schäden rechnen. Das Risiko ist zu groß, um mit derartigen Methoden zu experimentieren.

Wie läuft die Laseranwendung ab?

Es gibt verschiedene Behandlungsformen, durch die mittels Laserstrahlen der Augeninnendruck gesenkt werden kann. Sie werden eingesetzt, wenn die Anwendung der drucksenkenden Augentropfen wirkungslos geworden ist. Der Eingriff stellt kein nennenswertes Risiko dar, ist einfach durchzuführen und mit keiner wesentlichen Belastung für den Patienten verbunden.

Nach einer örtlichen Betäubung mittels Augentropfen wird ein Kontaktglas ins Auge gesetzt, durch das der Laserstrahl an die richtige Stelle im Auge gelenkt wird. Der Patient sitzt dabei wie bei der Augendruckmessung an der Spaltlampe, hat kaum Schmerzen und kann nach wenigen Minuten wieder nach Hause gehen.

Laseranwendung wenig belastend

Muß ich vor einer Operation des Grünen Stares Angst haben?

Grundsätzlich nein. Die Operation wird nur dann durchgeführt, wenn Augentropfen und Laserstrahlen versagt haben. Sie kann sowohl ambulant als auch stationär durchgeführt werden. In den meisten Fällen wird sie unter örtlicher Betäubung und nicht in Narkose vorgenommen. Die Betäubungsspritze ist dabei das einzig Unangenehme; durch eine gute medikamentöse Beruhigung des Patienten (Sedierung) wird sie allerdings oft gar nicht bemerkt. Die Komplikationsrate ist relativ gering, dennoch allerdings höher als bei Tropfenanwendung und Laserstrahlen, so daß eine Operation als letzte Möglichkeit der Behandlung in Frage kommt.

Operation dann, wenn andere Therapieformen versagen

Kann der Grüne Star geheilt werden?

Heilung ausgeschlossen

Nein. Eine einmal aufgetretene Behinderung des Abflusses des Kammerwassers läßt sich nicht wieder beseitigen. Man kann nur mit ärztlichen Maßnahmen den Augeninnendruck normalisieren.

Der Graue Star

Was ist Grauer Star?

Alle optischen Unregelmäßigkeiten der Augenlinse werden als Katarakt (Grauer Star) bezeichnet. Die Bezeichnung schließt sowohl Trübungen als auch Defekte der Lichtbrechung ein.

Linsentrübung

Der Begriff Grauer Star stammt aus dem Althochdeutschen, da der Erkrankte durch einen *starren Blick* und eine *graue Trübung im Pupillarbereich* auffiel. Der Fachausdruck »Katarakt« ist griechischen Ursprungs und bedeutet »Wasserfall«. Er basiert auf der Vorstellung, daß die Ursache der Linsentrübung eine sich vor der Linse ausspannende Membrane sei, die einem Wasserfall gleicht.

Welche Bedeutung hat die Erkrankung?

Der Graue Star stellt weltweit die häufigste Erblindungsursache dar. Obwohl in Europa auf Grund der fortgeschrittenen, komplikationsarmen Operationstechniken kaum noch jemand daran erblindet, trifft dies in Entwicklungsländern wegen der fehlenden Operationskapazität für etwa 17 Millionen Menschen zu.

Häufigste Erblindungsursache weltweit

In Deutschland werden jährlich etwa 400 000 Operationen vorgenommen, mehr als jede andere am menschlichen Körper. Die Tendenz steigt ständig, da sich die Betroffenen wegen verbesserter Operationstechniken und angewachsener Lebensbedürfnisse eher zu einer Operation entschließen.

Der Graue Star ist demnach keine Haut, die über das Auge wächst, und keine ansteckende Erkrankung, wie mancherorts noch geglaubt wird.

Die Linse des Auges

Wie ist die Augenlinse aufgebaut?

Kapsel, Rinde, Kern

Die Linse besteht aus *Kapsel, Rinde* sowie dem *Kern* und besitzt keine Gefäße oder Nerven (Abbildung 12).

Das *Linsenephithel* befindet sich unter der festen, elastischen vorderen Linsenkapsel und am *Linsenäquator.* Während des ganzen Lebens werden neue, glasklare Linsenfasern gebildet, die sich schalenartig an die alten anlegen. Diese

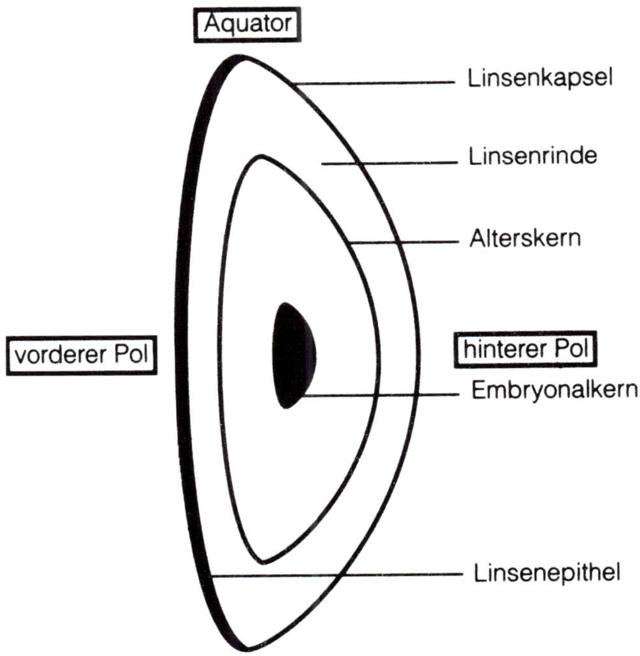

Abb. 12: Aufbau der Linse

Schichten liegen wie Jahresringe eines Baumes übereinander und bilden die Linsenrinde. Auf Grund des lebenslangen Wachstums der Linse kann sich das Gewicht der Linse im Laufe des Lebens nahezu verdreifachen. Die Linse vergrößert sich demnach im Laufe des Lebens ständig.

Linse wächst während des Lebens

Das Altern der Linse ist gekennzeichnet durch eine Vergrößerung des Linsenkerns und Verringerung des Rindenanteils. Damit ist auch eine Verminderung der Formveränderung verbunden: In der Jugend kann die Linse fast eine Kugelform annehmen, im Alter ist ihre Form nahezu starr *(Linsensklerose, Alterssichtigkeit)*.

Die Linse hat eine beidseitig gewölbte Form, wobei die Rückseite stärker gekrümmt ist als die Vorderfläche. Ihre *Brechkraft* beträgt etwa 16 Dioptrien, ihr Durchmesser am Äquator ca. 10 mm. Sie ist 3 mm dick, 0,3 g schwer und durch den elastischen Aufhängeapparat am Ziliarkörpermuskel befestigt.

Wie funktioniert die Augenlinse?

Die Aufgabe der Linse ist, das Licht durchzulassen, die einfallenden Lichtstrahlen zu bündeln und das Bild durch Anpassung an verschiedene Entfernungen scharf einzustellen (Akkommodation).

Wird ein Gegenstand in der Nähe fixiert, verkleinert sich der Ziliarkörperring, der Aufhängeapparat wird entspannt, die Linse rundet sich auf Grund der Elastizität ihrer Kapsel stärker, ihre Brechkraft nimmt zu. Im Alter ist wegen der zunehmenden Verhärtung und Verkalkung der Linse eine Formveränderung nicht mehr möglich; nahe gelegene Objekte können nicht mehr scharf gesehen werden. Diese *Alterssichtigkeit* (Presbyopie) beginnt etwa im 40. Lebensjahr.

Alterssichtigkeit durch Linsenkernverhärtung

Darüber hinaus besitzt die Linse eine schützende Filterwirkung für ultraviolette Strahlen.

Wie wird die Augenlinse untersucht?

Ausmaß der Trübung bei weiter Pupille beurteilen

Bei weiter Pupille zeigen sich Linsentrübungen bei direkter Beleuchtung (Untersuchung im durchfallenden Licht) als graue Schatten in der rot aufleuchtenden Pupille. Bei enger Pupille ist das Ausmaß der Linsentrübung oft nur schlecht erkennbar. Deshalb muß der Augenarzt vor jeder Untersuchung die Pupille mit Augentropfen (Mydriatika) erweitern. Besser lassen sich Linsentrübungen jedoch an der Spaltlampe erkennen, die jedem Augenarzt zur Verfügung steht.

Eine zweidimensionale Darstellung der Linse mit speziellen fotografischen Verfahren und Streulichtmessungen zur Bestimmung des Trübungsgrades kann bei bestimmten Fragestellungen vorgenommen werden.

Warum entsteht ein Grauer Star?

Erbfaktoren

Vererbung

Bei der *Vererbung* des Grauen Stares wird oft ein dominanter Erbgang beobachtet, d.h., die Erkrankung wird direkt auf die Nachkommen übertragen. Die Wahrscheinlichkeit, daß die Kinder eines Elternteiles mit Grauem Star ebenfalls erkranken, beträgt 50 Prozent. Mitunter sind die Trübungsformen der Linse über Generationen identisch, während das Ausmaß der Trübung schwankt. Daneben gibt es aber auch andere Formen der Vererbung.

Katarakte treten auch im Zusammenhang mit Veränderungen des Erbgutes in Kombination mit anderen *Mißbildungen* auf.

Störungen während der Schwangerschaft

Eine *Fruchtschädigung im Mutterleib* kann während der ersten drei Schwangerschaftsmonate zur Entstehung eines Grauen Stares beim Kind führen. Als schädigende Ursachen kommen in erster Linie *Röntgenbestrahlungen, radioaktive Strahlungen* oder *Viruserkrankungen* (Röteln, Windpocken, Mumps, ansteckende Gelbsucht, Kinderlähmung) in Frage. Nach einer Rötelninfektion treten neben dem Grauen Star häufig auch noch Herzfehler und Innenohrschwerhörigkeit auf. Meist liegt ein doppelseitiger Totalstar, kombiniert mit anderen Augenmißbildungen, vor.

Fruchtschädigung in den ersten drei Schwangerschaftsmonaten

»Altersstar«

Die Anlage zum Altersstar wird vererbt. Meist existieren schon im mittleren Lebensalter deutliche Linsentrübungen. Die Entstehung des Altersstars ist bislang nicht schlüssig geklärt; sie hat offensichtlich mehrere Ursachen.

Katarakte entstehen durch die Auffaltung von Proteinen. Es läuft praktisch wie beim Braten eines Spiegeleis ab: Das klare Eiweiß wird weiß und undurchsichtig. Nach neuesten englischen Forschungsergebnissen könnte dieser Vorgang an bestimmten Eiweißbestandteilen liegen, z. B. des Alpha-Kristallins, das den Prozeß maßgeblich beeinflußt. Es bleibt abzuwarten, ob weitere Erkenntnisse gewonnen werden können und ob zu einem späteren Zeitpunkt auch eine Beeinflussung der Entstehung des Grauen Stares möglich ist. Gegenwärtig ist dies noch nicht der Fall, obwohl bereits bekannt ist, daß z. B. das Arzneimittel Aspirin das Alpha-Kristallin schützt und möglicherweise der Entstehung des Grauen Stares vorbeugt. Eine amerikanische Forschungsgruppe favorisiert demgegenüber das Vitamin C.

Ursache unbekannt

Fest steht jedoch, daß eine intensive Sonneneinstrahlung, Stoffwechselstörungen, Eiweißmangel und massiver Wasserverlust die Ausbildung eines Grauen Stares fördern. Aus diesem Grunde tritt der Graue Star in den Tropen eher und häufiger auf als in Mitteleuropa und stellt auf Grund der dort fehlenden Operationsmöglichkeiten die weltweit *häufigste Erblindungsursache* dar.

Allgemeine Erkrankungen

Diabetes mellitus

Bei einer schlecht eingestellten *Zuckerkrankheit* (Diabetes mellitus) von Jugendlichen können doppelseitige, schnell fortschreitende Katarakte auftreten. Es handelt sich um schneeflockenähnliche Rindentrübungen. Sie können in seltenen, schweren Fällen innerhalb von kurzer Zeit in eine quellende vollständige Linsentrübung übergehen. Unabhängig davon tritt bei Diabetikern der Altersstar frühzeitiger auf als bei gesunden Personen. Darüber hinaus kann es bei Blutzuckerschwankungen zu Brechkraftänderungen durch unterschiedliche Wassereinlagerung in die Augenlinse kommen.

Tetanie

Muskel- und Hauterkrankungen

Bei stoffwechselbedingten Krampfanfällen (Tetanie), z. B. nach operativer Entfernung der Schilddrüse, können sich in der Linsenrinde kleine glitzernde Punkttrübungen ausbilden, die sich zu radiären Streifen zusammenlagern. Ähnliche Veränderungen treten auch bei einigen *Muskelerkrankungen* auf (z. B. bei der myotonischen Dystrophie Curschmann-Steinert).

Hauterkrankungen

Bei einer Reihe von *Hauterkrankungen,* insbeondere bei endogenem Ekzem, kommt es ebenfalls zu Linsentrübungen. Meist handelt es sich um Rindentrübungen in der Nähe der Linsenkapsel.

Bei verschiedenen Erkrankungen des Muskel- und Skelettsystems (Marfan-Syndrom, Marchesani-Syndrom) kann eine Schwäche des Aufhängeapparates der Linse zu einer Linsenverlagerung (Linsenluxation) führen, die eine Reihe von Komplikationen (*Grüner Star* = Glaukom, *Kurzsichtigkeit* = Myopie, *Sehen von Doppelbildern* = Diplopie) nach sich zieht. Ein Grauer Star tritt dabei nicht auf.

Augenerkrankungen

Als Folge von verschiedenen Augenerkrankungen kommt es zu Linsentrübungen, z. B. bei langsam verlaufender (chronischer) Regenbogenhautentzündung, länger bestehender Netzhautablösung oder verschiedenen Netzhauterkrankungen. Die Trübung beginnt an der hinteren Rinde und schreitet unterschiedlich schnell fort.

Chronische Augenleiden

Verletzungen

Ein *Wundstar* ist bedingt durch eine scharfe oder stumpfe Schädigung der Linsenkapsel bzw. durch Druck. Nach durchbohrenden Augenverletzungen mit Schädigung der Linse dringt Kammerwasser in die Linse ein und führt zu ihrer Quellung. Das Ausmaß und die Geschwindigkeit der Eintrübung hängen vom Ausmaß der Linsentraumatisierung ab. Nach heftigen Augapfelprellungen (Contusio bulbi) treten rosettenförmige Rindentrübungen auf, die über Jahre unverändert bestehen bleiben, fortschreiten oder in eine totale Linsentrübung übergeben.

Nach Augapfelprellung und durchbohrenden Verletzungen

Verbleiben eisenhaltige Fremdkörper im Auge, entstehen fleckig-bräunliche Linsentrübungen (*Verrostung der Linse,* Siderosis lentis), die sich nach Splitterentfernung oft nicht wieder zurückbilden. Bei Fremdkörpern aus Kupfer färbt sich die vordere Linsenrinde sonnenblumenähnlich grünlich-goldig ein (*Verkupferung der Linse, Sonnenblumenstar,* Chalkosis lentis). Nach schweren Prellungsverletzungen des Auges kann der Aufhängeapparat der Linse einreißen, so daß sich die Linse verlagert (Luxation). Meist befindet sich die Linse noch am Ort, ist allerdings seitlich verschoben; mitunter schwebt sie im Glaskörperraum oder liegt nach Berstung der Lederhaut unter der Bindehaut. Dann ist das Auge meist eingeblutet.

Verrostung der Linse

Riß des Aufhängeapparates mit Linsenverlagerung

Einfluß von Medikamenten

Kortison Eine längere örtliche oder allgemeine Gabe von *Kortison* kann neben einem Anstieg des Augeninnendruckes (vergleiche Kapitel »Wie muß sich ein Glaukompatient verhalten?«, Seite 50) auch zu Rindentrübungen der Linse führen, die anfänglich rückbildungsfähig sind, bei Fortsetzen der Behandlung allerdings fortschreiten.

Strahleneinwirkungen

Wärmestrahlen

Infolge jahrelanger Einwirkung von Hitze, beispielsweise bei Glasbläsern oder Hochofenarbeitern, die ihre Tätigkeit ohne entsprechenden Arbeitsschutz verrichten, bilden sich Rindentrübungen aus *(Wärmestar, Infrarotstar, Feuerstar)*. Zuweilen löst sich der oberflächliche Teil der vorderen Linsenkapsel schalenförmig ab und bewegt sich in der Vorderkammer (Feuerlamelle). Der Wärmestar ist durch das Tragen von Schutzbrillen selten geworden.

Nach Starkstromverletzungen oder Blitzschlag treten ebenfalls Rindentrübungen auf *(Blitzstar)*. Sie können sich zurückbilden, unverändert bleiben oder in eine vollständige Trübung übergehen.

Röntgen- und radioaktive Strahlen

Der *Strahlen- oder Röntgenstar* entsteht durch die Einwirkung von Gamma-, Beta- oder Röntgenstrahlen nach einigen Monaten oder mehreren Jahren. Dabei spielen Strahlenmenge und -dauer eine ausschlaggebende Rolle; bei Ungeborenen oder kleinen Kindern reichen bereits geringe Dosierungen aus, um die Linse zu schädigen. Damit die Linse geschützt wird, muß das Auge während der Bestrahlung mit einem *Bleischutz* abgedeckt werden.

Welche Formen der Linsentrübung gibt es?

Einige Formen der Linsentrübung sind bereits erwähnt worden. Eine Übersicht über verschiedene Arten des Grauen Stares gibt Abbildung 13.

Totalstar

Vollständige Linsentrübung

Es handelt sich um eine vollständige Trübung der Linse (Abbildung 13 a), meist angeboren nach einer Infektion im Mutterleib (vergleiche Kapitel »Störungen während der Schwangerschaft«, S. 71). Der Totalstar kommt ein- und beidseitig vor und ist oft mit anderen Mißbildungen und Anomalien verbunden, besonders mit Augenzittern (Nystagmus). Die

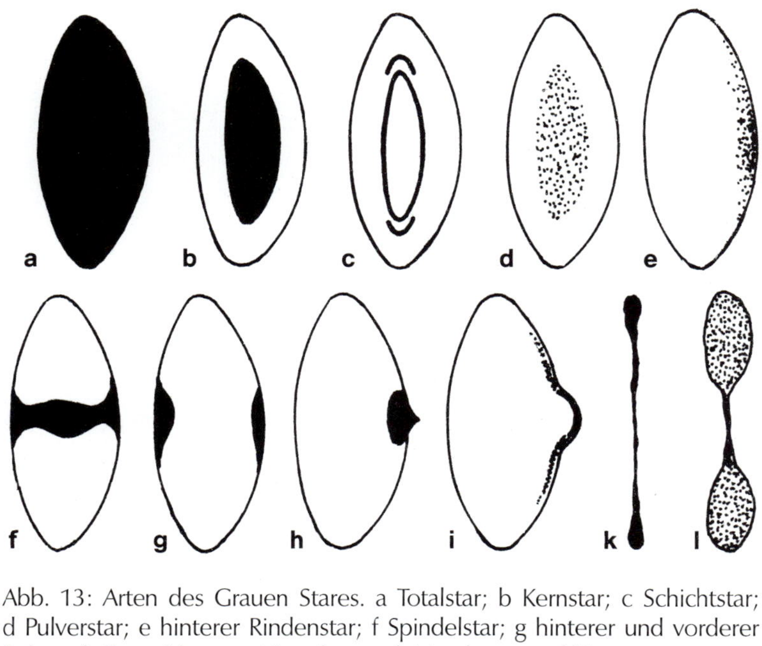

Abb. 13: Arten des Grauen Stares. a Totalstar; b Kernstar; c Schichtstar; d Pulverstar; e hinterer Rindenstar; f Spindelstar; g hinterer und vorderer Polstar; h Pyramidenstar; i Lentikonus; k Membranstar; l Ringstar

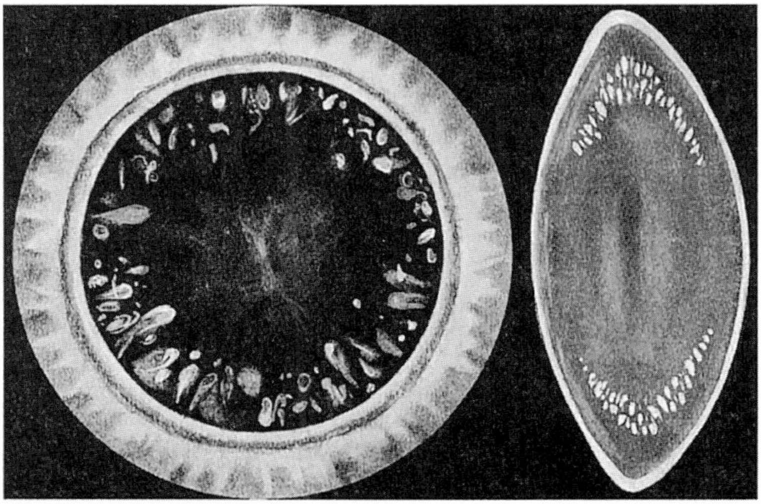

Abb. 14: Kranzstar bei der direkten Betrachtung und in der seitlichen Darstellung

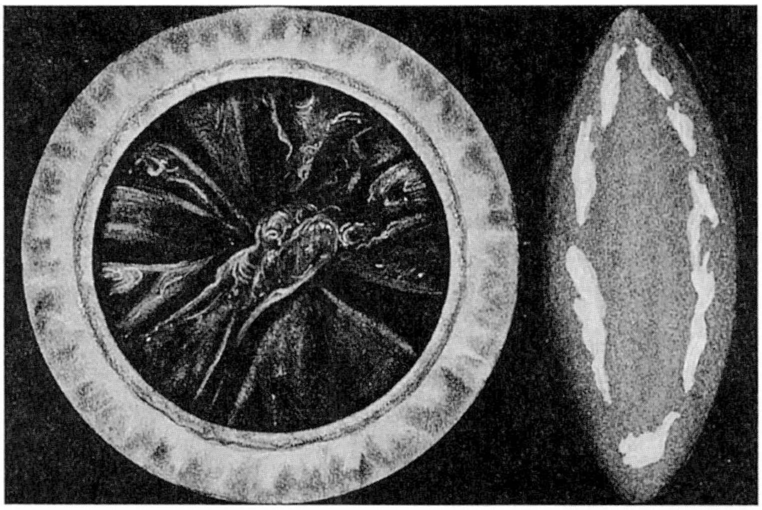

Abb. 15: Speichenstar bei der direkten Betrachtung und in der seitlichen Darstellung

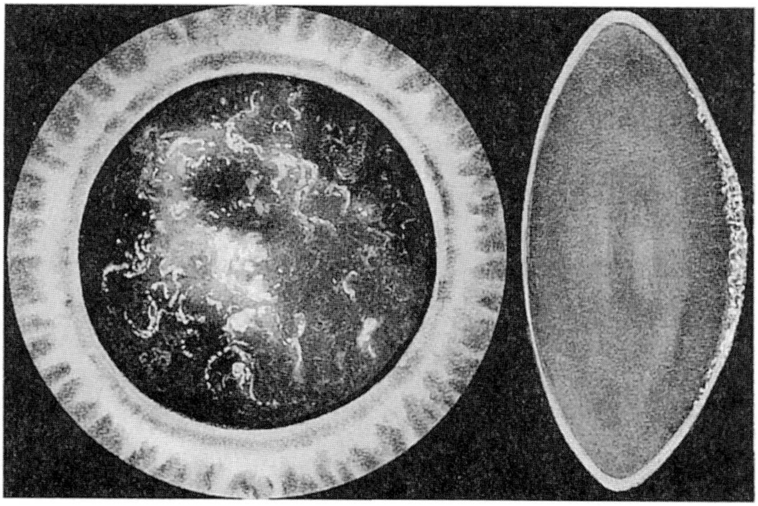

Abb. 16: Hintere Rindentrübung bei der direkten Betrachtung und in der seitlichen Darstellung

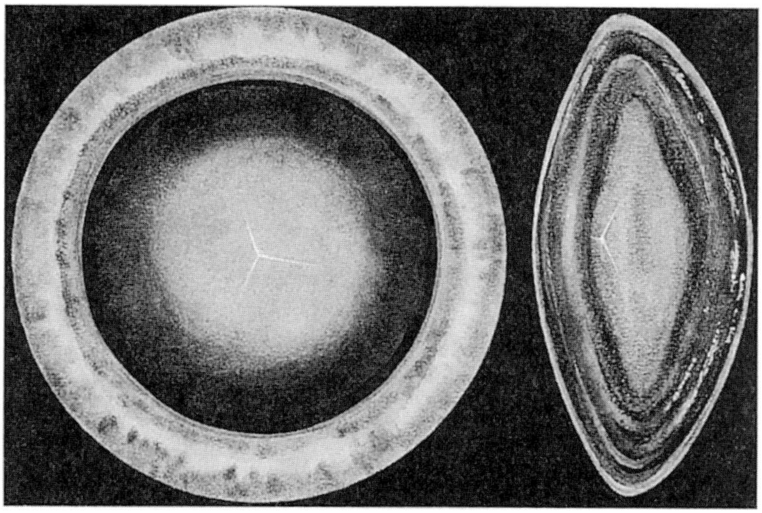

Abb. 17: Alterskernstar bei der direkten Betrachtung und in der seitlichen Darstellung

Sehschärfe ist hochgradig reduziert. Beim *Membranstar* entspannt sich an Stelle der Linse durch Schrumpfung eine dichte Haut (siehe Abbildung 13 k), beim Ringstar befindet sich diese nur im Zentrum (siehe Abbildung 13 l).

Schichtstar

Er ist relativ häufig, meist angeboren oder wird kurz nach der Geburt erworben, beispielsweise durch stoffwechselbedingte Krämpfe. Dabei ist infolge eines kurzzeitig wirkenden Störfaktors nur eine Linsenschicht getrübt, während der Linsenkern und die sich neu bildenden Linsenfasern klar bleiben.

In der Peripherie sieht man bei weiter Pupille Trübungsspeichen, die auf der Trübungsschicht aufsitzen. Sie werden als »Reiterchen« bezeichnet und verleihen der Linse das Aussehen eines *Stechapfels* (siehe Abbildung 13 c). Die Sehschärfe ist je nach Lage und Intensität der Trübungen beeinträchtigt. Bei leichter Ausprägung ist eine Operation nicht unbedingt notwendig, zumal die Trübungen nicht fortschreiten.

Stechapfelform

Kernstar

Beim *angeborenen, vererbten Kernstar* (siehe Abbildung 13b) haben die zentralen Trübungen zuweilen ein nur pulverartiges Aussehen (Pulverstar, Abbildung 13 d). Das Sehvermögen ist unterschiedlich beeinträchtigt und bei weiter Pupille besser als bei enger. Im Laufe des Lebens kommt es zu einer Sehverbesserung, weil die neu gebildeten klaren Linsenfasern den getrübten Kern zusammenpressen. Der *Alterskernstar* zeigt oft eine bräunlich, mitunter sogar schwärzlich eingefärbte, gleichmäßige Trübung (siehe Abbildung 17) und beeinflußt anfänglich die Sehschärfe nur unwesentlich. Er führt wegen der späteren Brechkraftzunahme der Linse zu einer *Kurzsichtigkeit* (Myopie), mitunter auch zu einem dop-

Sehen bei weiter Pupille besser

pelten Brennpunkt der Linse mit einäugiger Doppelbildwahrnehmung (Diplopie). Die Sehschärfe in der Nähe wird bei Zunahme der Linsentrübung kurzzeitig besser; der Patient kann wegen der linsenbedingten Kurzsichtigkeit oft wieder ohne Nahbrille lesen und ist über diese Veränderung überaus glücklich. Zuweilen werden auch glitzernde Kristalle eingelagert, die wegen ihrer schillernden Buntheit als »Christbaumschmuck« bezeichnet werden.

Doppelbilder

Lesen wird besser

Polstar

Die Linsentrübungen liegen entweder am vorderen oder hinteren Pol der Linsenoberfläche oder an beiden Polen (siehe Abbildung 13 g). Ursache ist die Rückbildungsstörung einer gefäßhaltigen Haut, die die Linse während ihrer Entwicklung im Mutterleib ernährt. Dabei kann es zu einer kegelförmigen Ausstülpung der Pole kommen, die als *Pyramidenstar* (siehe Abbildung 13 h) bezeichnet wird. Eine Ausbuchtung der vorderen bzw. hinteren Linsenfläche (Lentikonus, siehe Abbildung 13 i) kann als eine besondere Verlaufsform aufgefaßt werden.

Entwicklungsstörung

Liegen vorderer und hinterer Polstar gleichzeitig vor, handelt es sich um einen Spindelstar (siehe Abbildung 13 f), der allerdings selten anzutreffen ist.

Kranzstar

Er ist ausgesprochen häufig, nicht selten schon in der Jugend ausgeprägt und ausschließlich doppelseitig. 25 Prozent aller Menschen sind davon betroffen. Die Linsentrübungen liegen kranzartig in der äußeren Rinde und sind meist nur bei weiter Pupille sichtbar (Abbildung 14). Mitunter haben die Trübungen einen aquamarinblauen Farbton. Die Sehschärfe ist praktisch nicht in Mitleidenschaft gezogen. Der Kranzstar wird vererbt und geht im Alter in einen Speichenstar über.

Sehen nicht gestört

Speichenstar

Der Speichenstar ist ein Rindenkatarakt, der durch grauweißliche radiäre Speichen in der tiefen Rinde (Abbildung 15) gekennzeichnet ist. Es handelt sich dabei um Flüssigkeitseinlagerungen zwischen zerfallenden Linsenfasern. Der Speichenstar entwickelt sich häufig aus einem Kranzstar, bezieht aber die Linsenmitte mit ein. Trotz langsamen Fortschreitens kann sich durch die sich verbreiternden Speichen und die enger werdenden optisch freien Räume die Abbildungsschärfe kurzzeitig verbessern.

Kurzzeitige Sehverbesserung

Hintere Rindentrübung

Bei der hinteren Rindentrübung findet sich eine dünne Flüssigkeitsschicht unter der Linsenkapsel des hinteren Pols (Abbildung 16). Es bilden sich Hohlräume aus, in denen sich die Zerfallsprodukte der Linsenfasern sammeln. Die hintere Linsenkapsel bleibt dabei klar. Diese Form der Rindentrübung schreitet meist schnell fort. Da sich beim Sehen in der Nähe normalerweise die Pupille verengt, ist die Sehschärfe in der Nähe meist bedeutend schlechter als die in der Ferne. Die Patienten haben deshalb vorwiegend beim Lesen Probleme.

Probleme beim Lesen

Kapselhäutchen

Bislang ungeklärt sind feine Auflagerungen auf der vorderen Linsenkapsel in Form eines Häutchens (Pseudoexfoliatio lentis). Diese Auflagerungen stören weniger die Optik, so daß das Sehen nur unwesentlich beeinträchtigt wird. Sie können sich allerdings von ihrer Unterlage lösen, in der Vorderkammer nach unten sinken und den Kammerwasserabfluß behindern. Bei allen Patienten mit einem derartigen Kapselhäutchen muß regelmäßig der Augeninnendruck gemessen werden, um einen Grünen Star rechtzeitig festzustellen.

Verstopfung des Kammerwasserabflusses

Wie sieht ein Mensch mit Grauem Star?

Das Sehen ist abhängig vom Trübungsgrad der Linse und von der Form der Linsentrübung. Die Beeinträchtigung des Sehens wird individuell sehr unterschiedlich empfunden und von der Tätigkeit und dem gewünschten Sehkomfort mitbestimmt. Beim *Kernstar* ist vorwiegend das Sehen in der Ferne gestört. Meist kann noch gut gelesen werden, z. T. sogar ohne Brille. Die Patienten benötigen wegen ihrer linsenbedingten Kurzsichtigkeit für die Ferne eine Brille. *Hintere Rindentrübungen* stören insbesondere Menschen, die zeitlebens gelesen haben. Das Sehen in der Ferne ist weniger beeinträchtigt.

Lesestörung

Sowohl bei der hinteren Rinden- als auch bei Kerntrübungen kann der Patient in der *Dämmerung* zuweilen besser sehen als bei Tage, weil er infolge der normalen Pupillenerweiterung im Dunkeln an den zentral gelegenen Trübungen vorbeisieht. Im Hellen kommt es bei allen Kataraktformen zu *Blendungen.* Wegen der erhöhten Lichtempfindlichkeit hilft anfangs auch eine Sonnenbrille.

Blendung

Gesichtsfeldausfälle wie beim Grünen Star treten nicht auf. Dafür ist das Sehen insgesamt verschwommen und das gesehene Bild verzerrt. Viele Patienten geben an, die gesehenen Gegenstände wie durch eine *Milchglasscheibe* bzw. im *Nebel* zu sehen.

Vernebeltes Sehen

Wie schnell schreitet die Erkrankung fort?

Das Fortschreiten des Altersstars verläuft unterschiedlich; oft vergehen viele Jahre bis zur Reifung. Mitunter tritt der Verlust des Sehvermögens aber auch innerhalb von wenigen Wochen ein. Niemand kann von der Form der Linsentrübung darauf schließen, wie schnell der Graue Star fortschreitet und wann er operiert werden muß.

Beim Vorliegen einer Grundkrankheit bzw. nach einem Unfall verläuft der Prozeß meist wesentlich schneller; bei Verletzungen der Linsenkapsel nach einer durchbohrenden Augapfelverletzung kann sich die Linse bei Jugendlichen innerhalb weniger Stunden vollständig eintrüben.

Wie wird der Graue Star behandelt?

Medikamentöse Behandlung

Medikamente wirkungslos

Eine effektive medikamentöse Behandlung des Grauen Stares gibt es z. Z. nicht. Nach heutigem Wissensstand können weder die altersbedingten Linsentrübungen verhindert noch ihr Fortschreiten aufgehalten werden. Augentropfen und Tabletten vermögen nicht den natürlichen Alterungsprozeß zu beeinflussen, obwohl auf diesem Gebiet sehr intensiv geforscht wird. Wenn der Augenarzt Patienten mit einem Grauen Star Medikamente verordnet, spielen oft psychologische Überlegungen eine Rolle. Einige Augentropfen enthalten Jod, so daß bei Schilddrüsenerkrankungen aufgepaßt werden muß. Oft werden homöopathische Dosen verabreicht. Tabelle 5 zeigt die am häufigsten angewendeten Medikamente in Deutschland.

Tabelle 5: Die häufigsten in Deutschland verschriebenen Medikamente, die die Entwicklung des Grauen Stares aufhalten sollen

Handelsname	**Anwendung**	**Hersteller**
Antikataraktikum	Augentropfen Tabletten	Ursapharm
Atropa Beladonna ex herba	Einzeldosis-Augentropfen	Wala

Handelsname	Anwendung	Hersteller
Cineraria	Einzeldosis-Augentropfen	Wala
Clarvisor	Augentropfen	Alcon/Thilo
Conjunctisan-A	Augentropfen (Einzeldosis)	vitOrgan
Cornea/Levisticum comp.	Einzeldosis-Augentropfen	Wala
durajod	Augentropfen	durachemie
Ger N in der Ophtiole	Augentropfen	Dr. Mann
Hornerz/corpus vitreum comp.	Einzeldosis-Augentropfen	Wala
Kataraktón	Augentropfen	Ursapharm
Lens cristallina/Viscum comp. cum Stanno.	Einzeldosis-Augentropfen	Wala
Lentinorm Neu	Dragees	Kanoldt
Lento Nit	Augentropfen	Optima
Ney Ophtin	Injektion in oder unter die Haut, in den Muskel oder in die Vene	vitOrgan
Phakolen	Lösung zum Einnehmen	Interpharm/Lichtenstein Pharmazeutika
Vidirakt	Augentropfen	Dr. Mann
Viso-Idril forte	Augentropfen	Hexal-Pharma
Vitaphakol	Augentropfen	Wider
Vitreolent	Augentropfen	Dispersa

Operative Behandlung

Beim Grauen Star hilft letztlich nur eines: die Operation.

Früher Starstecher

Im Mittelalter wurde die getrübte Linse von sogenannten Starstechern mit einer Nadel, die durch die äußere Hornhaut ins Auge eingeführt wurde, von ihrem Aufhängeapparat gelöst und in den Glaskörperraum gedrückt (Reklination der Linse, Abbildung 18 a). Die Komplikationsrate dabei war erheblich: Neben Infektionen durch Nichtbeachtung der Sterilität löste das zerfallende Linseneiweiß einen Grünen Star aus und führte nicht selten zur Erblindung.

Früher vollständige Linsenentfernung

Noch vor etwa 20 Jahren entfernte man die Linse vollständig mit ihrer Kapsel *(intrakapsuläre Linsenentfernung)*. Dabei wurde die getrübte Linse nach breiter Eröffnung des Auges mit einer Kältesonde angefroren oder mit einer Pinzette gefaßt und aus dem Auge gezogen (Abbildung 18 b).

Unter Umständen konnte danach eine künstliche Linse in die Vorderkammer (*Vorderkammerlinse,* Abbildung 19 b)

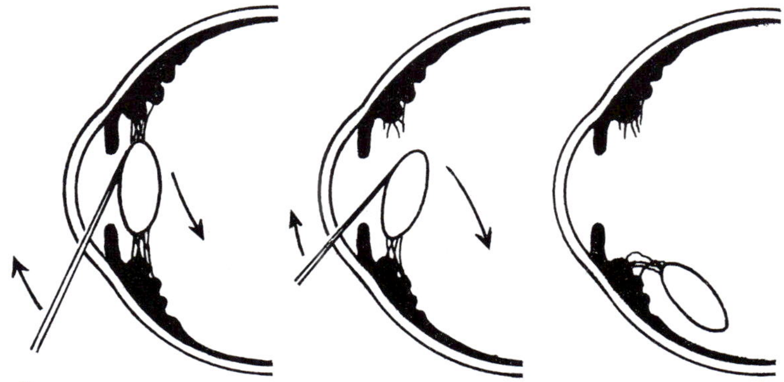

a

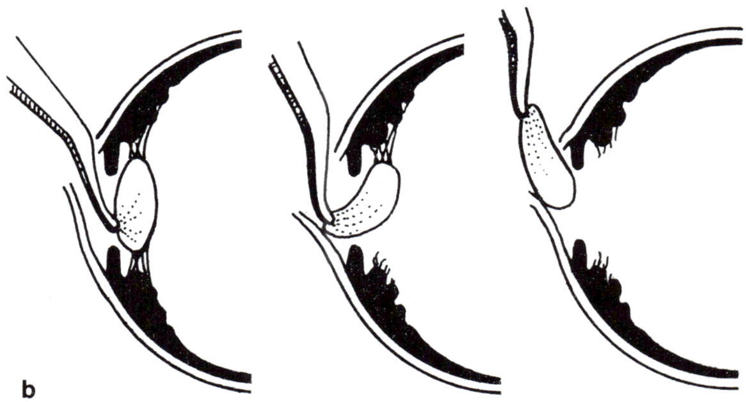

b

Abb. 18: Operationsmethoden des Grauen Stares in der Vergangenheit. a Methode der »Starstecher« im Mittelalter; b intrakapsuläre Linsenentfernung mit Pinzette

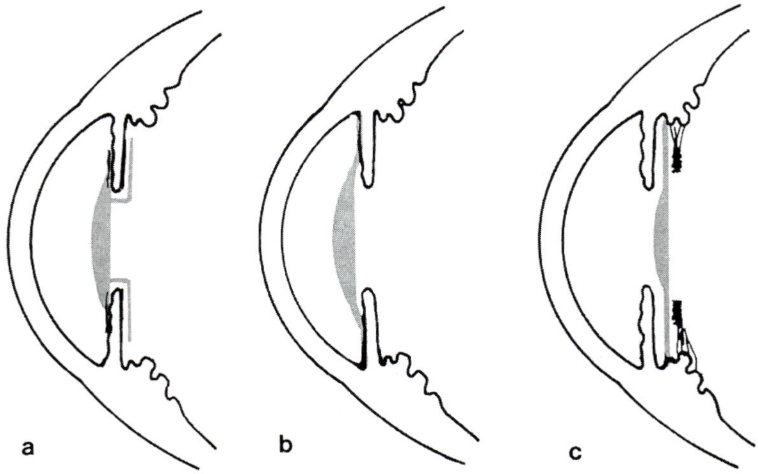

Abb. 19: Künstliche Augenlinsen. a Iris-clip-Linse (Pupillarlinse); b Vorderkammerlinse; c sich am Ziliarkörpermuskel abstützende Hinterkammerlinse (s. auch Abbildung 20 Seite 123).

oder in die Pupille (*Pupillarlinse, Iris-clip-Linse,* Abbildung 19 a) eingesetzt werden. Durch den großen Schnitt war eine Hornhautverkrümmung (Astigmatismus) nicht selten, die allerdings meist auskorrigiert werden konnte.

Da sich dabei Vorderkammer- und Pupillarlinsen in unnatürlicher Nähe zur Hornhaut befinden, treten mitunter Hornhautschäden auf. Diese Hornhautveränderungen sind meist nicht rückbildungsfähig, so daß sie später eine *Hornhautübertragung (Keratoplastik)* nach sich ziehen. Dabei wird die trübe Hornhaut ausgeschnitten und durch eine klare Leichenhornhaut ersetzt. Allerdings hat sich diese Gefahr neuerdings durch Verwendung moderner Linsenmaterialien deutlich reduzieren lassen.

Anfangskomplikationen

Bei Pupillarlinsen besteht darüber hinaus die Gefahr der *Linsenverlagerung* (Linsenluxation) bei weiter Pupille. Deshalb wird dieser Linsentyp nicht mehr ins Auge eingesetzt.

Wie wird heute operiert?

Da bei der Staroperation ein Ergebnis angestrebt wird, das dem natürlichen Sehen sehr nahe kommt, stellt heutzutage die *extrakapsuläre Linsenentfernung* mit Einsetzen einer *Hinterkammerlinse* die Methode der Wahl dar (Abbildung 21, s. Farbbildteil). Dabei werden nur Linsenkern und -rinde entfernt, die Linsenkapsel verbleibt im Auge, dient der künstlichen Linse als Hülle und erleichtert deren Einsetzen.

Künstliche Linse wird in Linsenkapsel eingesetzt

Das operative Vorgehen ist folgendes: Nach Eröffnung des Auges wird mit einer scharfen Kanüle die vordere Linsenkapsel im Bereich der erweiterten Pupille eröffnet. Dafür gibt es verschiedene Techniken. Die z. Z. beste ist wohl die Kapsulorhexis, bei der eine kreisrunde Öffnung in die Kapsel gerissen wird (siehe Abbildung 21a im Farbbildteil). Danach kann der Linsenkern durch Druck entfernt oder mittels einer speziellen Ultraschallsonde, die ca. 40.000 Schwingungen pro Sekunde erzeugt, zerkleinert und abgesaugt werden (Phakoemulsifikation, siehe Abbildung 21 b). Die letztere Methode hat den großen Vorteil, daß der Schnitt am Auge klein ist (Kleinschnittechnik). Nach vollständiger Entfernung des Linsenkerns wird die Linsenrinde durch ein spezielles Saug-Spül-Verfahren abgesaugt und die im Auge verbliebene hintere Kapsel gereinigt. In den verbliebenen Kapselsack wird die Hinterkammerlinse eingesetzt (Abbildung 21 c), die z. T. faltbar ist, damit sie durch den kleinen Schnitt ins Auge eingeführt werden kann. Jede Operationsmethode erfordert einen umfangreichen technischen Aufwand und großes Geschick des Operateurs.

Wie und wann wird bei Kindern operiert?

Bei stärkeren ein- und beidseitigen *angeborenen Linsentrübungen* sollte so früh wie möglich operiert werden, damit das kindliche Auge gut sehen und sich entsprechend entwickeln kann. Erfolgt die Operation und die konsequente optische Korrektur mit *Starbrille* oder *weicher Kontaktlinse* in

Operation so früh wie möglich

den ersten Lebensmonaten, sind die Ergebnisse gut, vorausgesetzt, Netzhaut und Sehnerven sind intakt und funktionstüchtig. Bei Kontaktlinsenunverträglichkeit und mangelnder Kooperation seitens der Eltern kann evtl. eine spätere *Hornhautoperation* (Epikeratophakie) zur optischen Korrektur des Auges erwogen werden. Meist ist eine intensive Beübung des operierten Auges notwendig, insbesondere bei einseitigem Grauen Star. Bei weniger dichten Linsentrübungen wird zunächst unter regelmäßigen Kontrollen abgewartet.

Intensive Beübung des Auges

Kinder und Jugendliche besitzen einen kräftigen Aufhängeapparat der Linse, der eine vollständige Entfernung der Linse unmöglich macht. Aus diesem Grunde kommt nur eine extrakapsuläre Linsenentfernung in Frage. Künstliche Linsen werden bei Kindern selten eingesetzt, da das Auge noch wächst und das Risiko schlecht kalkulierbar ist.

Bei Kindern keine künstlichen Linsen

Da sich häufig Nachstare aus der sich verdichtenden hinteren Linsenkapsel und eventuell verbliebenen Rindenresten bilden, sind regelmäßige Kontrollen angezeigt. Gegebenenfalls muß ein dichter Nachstar mittels Operation (siehe Abbildung 22 c) oder Laserbehandlung (YAG-Laserkapsulotomie) entfernt werden.

Nachstarbildung

Wann ist der richtige Zeitpunkt für eine Operation des »Altersstars«?

Früher wurde eine Operation dann durchgeführt, wenn der Graue Star »reif« war: Die Korrektur des linsenlosen Auges war problematisch, die Komplikationsrate höher. Heutzutage wird die Staroperation dann vorgenommen, wenn die Linsentrübung das berufliche und private Leben des Patienten deutlich beeinträchtigt.

OP bei Sehbeeinträchtigung

Liegt der Graue Star beiderseits vor, wird zunächst auf dem schlechteren Auge, etwa eine Woche später auf dem Partnerauge operiert.

Eine beidseitige Operation ist nur in Ausnahmefällen gerechtfertigt.

Die Voraussetzung für ein gutes Sehen nach der Staroperation ist die intakte Netzhaut und ein gut durchbluteter Sehnerv; beide sind allerdings bei stark eingetrübter Linse schlecht beurteilbar. Aber selbst bei völlig eingetrübter Linse lassen spezielle Untersuchungen gewisse Aussagen über das Sehen nach der Operation zu.

Operative Vorbereitung

Vor der Operation (präoperativ) sollte eine *Untersuchung* der Operationsfähigkeit des Patienten in lokaler Betäubung, bei schlechtem Allgemeinzustand oder mangelnder Mitarbeit in Narkose stattfinden. Einige Tage vor der Operation werden im Bedarfsfall spezielle Augentropfen in das Auge eingebracht, damit das Auge frei von Keimen ist.

Beruhigungsmittel

Wenn die Operation in lokaler Betäubung durchgeführt werden soll, wird ein Betäubungsmittel hinter das Auge (retrobulbäre Injektion, siehe Abbildung 22 a und b) für die Schmerz- und Bewegungsausschaltung gespritzt. Mitunter ist zusätzlich ein Betäubungsmittel in Ober- und Unterlid notwendig. Durch eine gute allgemeine Beruhigung (Sedierung) verspürt der Patient die Spritzen allerdings kaum.

Um den Augeninnendruck zur Vermeidung von Komplikationen abzusenken, wird nach der Injektion ein Druckverband angelegt (Okulopression). Zusätzlich werden zur Entwässerung Tabletten (Diamox, Glaupax) gegeben. Damit die Linse leicht entfernt werden kann, muß die Pupille medikamentös maximal erweitert werden.

Linsenstärke wird individuell berechnet

Vor der Operation wird eine Längenmessung des Auges mittels Ultraschall zur Bestimmung der auszuwählenden Stärke der künstlichen Linse durchgeführt (Biometrie). Die Linsenstärke ist dafür verantwortlich, welche Brille der Patient nach der Operation tragen wird. Trägt der Patient eine stär-

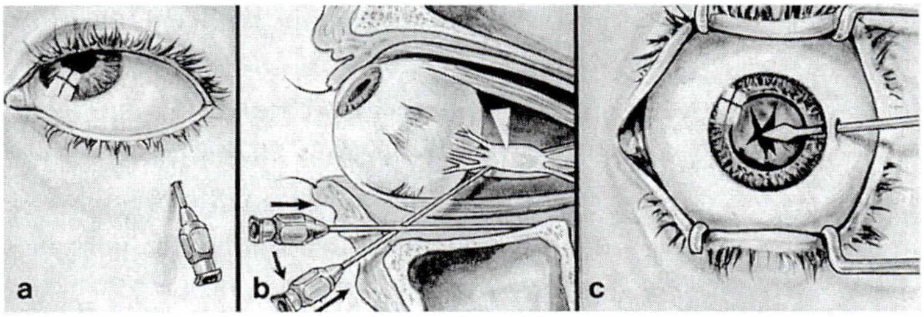

Abb. 22: a und b Betäubung des Auges durch eine Spritze, die die Nerven hinter dem Auge lähmt, damit während der Operation keine Schmerzen auftreten und das Auge sich nicht bewegen kann; c operative Entfernung eines Nachstares.

kere Brille, muß mit ihm abgestimmt werden, welche Brillenkorrektur er nach der Operation bevorzugt. Eine geringe Kurzsichtigkeit (Myopie) kann dabei für Menschen, die viel lesen, durchaus angestrebt werden. Größere Brechungsunterschiede beider Augen sollen vermieden werden. Meist wird jedoch versucht, daß der Patient für die Ferne nach der Operation keine oder nur eine schwache Brille tragen muß. Zum Lesen ist natürlich nach wie vor eine Brille notwendig.

Schwache Brille notwendig

In vielen Fällen ist eine Operation derzeitig sogar *ambulant* möglich. Der Patient kann nach der Operation nach Hause gehen, muß sich aber an den darauffolgenden Tagen häufiger bei seinem Augenarzt vorstellen.

Ambulante Operation möglich

Ist eine ambulante oder stationäre Operation vorzuziehen?

Medizinisch gesehen sind beide Verfahren gleichwertig. Bei alleinstehenden, älteren oder schwer beweglichen Patienten wird man vorzugsweise einen stationären Krankenhausaufenthalt vorschlagen, um ihnen Wege zu ersparen und sie in der ersten Zeit nach der Operation nicht allein zu lassen. Jüngere, gut bewegliche oder Patienten, die in der Familie leben, entscheiden sich meist für eine ambulante Operation.

Bewegliche Patienten können ambulant operiert werden

Wichtig ist, daß die Patienten vorher wissen, daß nach der Operation häufige Augenarztkontrollen notwendig werden.

Narkosearzt anwesend

Ein Vorteil der ambulanten Operation besteht u. a. darin, daß in jedem Fall ein Narkosearzt zugegen sein muß, der bei einer internistischen Komplikation sofort eingreifen kann. Bei stationär durchgeführten Operationen sind meist nur in besonderen Fällen Narkoseärzte anwesend.

Tabelle 6: Die wichtigsten Verhaltenshinweise vor einer ambulanten Operation des Grauen Stares

- Hausärztliche Untersuchung etwa eine Woche vor der geplanten Operation.
- Vor der Operation gründlich baden oder duschen und die Haare waschen; nach der Operation ist dies unter Umständen in der ersten Zeit etwas problematisch, da keine Seife ins Auge gelangen sollte.
- Am OP-Tag normal frühstücken und erforderliche Medikamente wie üblich einnehmen.
- Zur Operation Kleidungsstücke tragen, die locker am Hals und Armen anliegen.
- Bitte Schmuckgegenstände zu Hause lassen.
- Bitte nicht schminken; Haarnadeln aus dem Haar nehmen, damit Sie besser liegen können und kein Druckgefühl verspüren.
- Angst zu Hause lassen, denn wesentliche Schmerzen werden Sie nicht erleiden.

Welche Komplikationen können während der Operation auftreten?

Die Hauptkomplikationen während der Operation ist eine massive Blutung aus der Netz- und Aderhaut, die durch den schnellen Druckabfall im Auge während seiner Eröffnung bei fortgeschrittener Gefäßverkalkung auftreten kann *(expulsive Blutung)*. Dieses Ereignis ist ausgesprochen selten und liegt bei etwa 1 Promille, kann aber den Verlust des Sehvermögens nach der Operation nach sich ziehen. *Reißt die hintere Kapsel* während der Operation ein, kann der Glaskörper aus dem Augeninneren austreten. Er wird dann mit speziellen Geräten abgetragen. Bei größeren Kapseldefekten ist das Einsetzen einer Hinterkammerlinse mitunter schwierig, so daß auf eine Vorderkammerlinse zurückgegriffen werden muß.

Ernste Komplikationen äußert selten

Welche Komplikationen können nach der Operation auftreten?

Ein wenige Tage andauernder, geringfügiger *Reizzustand* ist normal und harmlos. Er wird mit kortisonhaltigen Augentropfen behandelt. Bei stärkerer Reizung sollte zusätzlich die Pupille erweitert werden. Bei Patienten mit Zuckerkrankheit ist die Entzündung mitunter heftiger.

Reizung des Auges normal

Die Komplikationsrate bei der Operation des Grauen Stares ist sehr gering und liegt weit unter ein Prozent. Die schwerwiegendste Komplikation ist nach wie vor die *Infektion* des Auges (Endophthalmitis), die im schlimmsten Fall zur Erblindung führen kann.

Infektion

Hornhauttrübungen entstehen mitunter bei vorgeschädigter Hornhaut auch noch Jahre nach dem Einsetzen der künstlichen Linse. Meist ziehen sie eine *Hornhautübertragung* (Keratoplastik) nach sich. Bei Iris-clip- und Vorderkammerlinsen sind sie wesentlich häufiger als bei Hinterkammerlinsen.

Hornhauttrübung

Bis zu drei Monaten nach der Operation (postoperativ) kann es zu einer *Netzhautschwellung* kommen, die die anfangs gute Sehschärfe verschlechtert. Sie wird besonders nach einem Kapselriß beobachtet. Die Behandlung erfolgt mit speziellen Augentropfen.

Netzhautschwellung

Mitunter kann sich nach einer extrakapsulären Linsenent-

Kapselverdichtung

fernung die hintere Linsenkapsel verdichten *(Kapselfibrose)*. Sie wird problemlos mit einem Lasereingriff (YAG-Laserkapsulotomie) beseitigt. Bei Kapselsackschrumpfungen kann in seltenen Fällen die Kunststofflinse verrutschen (dezentrieren).

Netzhautablösung

Eine *Netzhautablösung* (Ablatio retinae) entsteht bei Linsenlosigkeit (Aphakie) häufiger als nach Einsetzen einer künstlichen Linse (Pseudophakie). In einem derartigen Fall ist eine Netzhautoperation notwendig.

In den ersten Wochen schwankt noch die Brechkraft des operierten Auges. Aus diesem Grunde sollte nicht zu früh die *Brillenkorrektur* vorgenommen werden.

Wie wird die Linsenlosigkeit korrigiert?

Korrektur mit Starbrille

Dicke Gläser

Bei Linsenlosigkeit wurde früher regelmäßig eine Starbrille verordnet. Ihre Stärke beträgt etwa +11 Dioptrien für das Sehen in die Ferne und etwa +14 Dioptrien für das Sehen in die Nähe. Das Starglas führt zu einer Bildvergrößerung von 20 bis 30 Prozent, so daß bei einer einseitigen, mit Starbrille korrigierten Linsenlosigkeit bei normalsichtigem, linsenhaltigem Partnerauge eine Verschmelzung der Bildeindrücke beider Augen (Fusion) nicht möglich ist.

Lästige Bildvergrößerung

Bei einer doppelseitigen Linsenlosigkeit gewöhnt sich der Patient jedoch meist recht schnell an das vergrößernde Sehen.

Starbrillen bringen darüber hinaus durch ihren ringförmigen Gesichtsfeldausfall (Brillengestell) Probleme im Straßenverkehr mit sich.

Korrektur mit Kontaktlinse

Bei einer einseitigen Korrektur der Linsenlosigkeit mit Kontaktlinse entsteht eine Bildvergrößerung von etwa 5 Prozent, die oft, aber nicht immer ein Verschmelzen der Seheindrücke beider Augen erlaubt. Ältere Menschen mit Linsenlosigkeit, die Probleme mit der Handhabung der Kontaktlinsen haben, erhalten spezielle weiche *Dauertragelinsen,* die etwa drei Wochen im Auge verbleiben und danach gründlich gereinigt werden müssen. Allerdings gibt es dabei nicht selten Komplikationen durch Verschmutzung der Linse und Fehler bei der Linsenhygiene. Bei Unverträglichkeit oder Komplikationen kann eine Vorderkammerlinse eingesetzt werden, sofern die Hornhaut intakt ist.

Schwierige Handhabung

Korrektur mit künstlicher Augenlinse

In Industrieländern wird heutzutage nach der Entfernung des Grauen Altersstares in etwa 95 Prozent der Fälle eine künstliche Linse eingesetzt. Bei jüngeren Patienten, insbesondere bei Kindern und Säuglingen, ist man damit noch zurückhaltend, weil Erfahrungen mit der intraokularen Verträglichkeit des Kunststoffes über mehrere Jahrzehnte fehlen und das Auge sich noch im Wachstumsprozeß befindet (s. Seite 86).

Optimaler Sehkomfort

Es gibt eine Vielzahl von Linsenmodellen. Allen gemein ist, daß sie aus einem optischen Teil und einem haptischen Teil, besonders geformten Linsenbügeln zur Fixation der Optik im Auge, bestehen (Abb. 20, Farbbildteil).

Pupillarlinsen bzw. Iris-clip-Linsen (siehe Abbildung 19 a) werden wegen der möglichen Schädigung der Hornhaut kaum noch verwendet. Außerdem kann die Linse bei einer Pupillenerweiterung verrutschen.

Auch bei *Vorderkammerlinsen* besteht die Gefahr der Hornhautschädigung. Darüber hinaus befinden sich die Linsenbügel in der sensiblen Region des Kammerwinkels, der für die Entstehung des Grünen Stares von ausschlaggebener Bedeutung ist (siehe Abbildung 19 b). Dennoch werden heute Vorderkammerlinsen für die Korrektur einer Linsenlosigkeit Jahre nach der Linsenentfernung eingesetzt; moderne

Materialien haben das Risiko einer Hornhautschädigung gemindert.

Hinterkammerlinsen am günstigsten

Hinterkammerlinsen stützen sich am Ziliarmuskel oder im Kapselsack ab (siehe Abbildung 19 c und 21 c). Die Optik der Linse befindet sich in der hinteren Augenkammer an der gleichen Stelle wie die natürliche Linse.

Wie muß sich der Patient mit einem Grauen Star verhalten?

Die Lebensgewohnheiten müssen in keiner Weise geändert werden, sieht man von gewissen Vorsichtsmaßnahmen im Straßenverkehr wegen der Beeinträchtigung des Sehens ab. Es gibt keine Verhaltensweisen, die die Entwicklung eines Grauen Stares begünstigen oder sein Fortschreiten aufhalten. Gelegentlich, d. h. halbjährlich oder jährlich, sollte der Augenarzt aufgesucht werden, um über eine mögliche Verschlechterung des Sehvermögens zu informieren und den Zeitpunkt der Operation festzulegen.

Verhaltensrichtlinien vor der Operation

Hausärztliche Untersuchung

Die Vorbereitung auf die Operation besteht in erster Linie in einer *gründlichen allgemeinen Untersuchung* durch den Hausarzt. Er bestätigt die Operationsfähigkiet und schlägt gegebenenfalls eine anästhesieärztliche Überwachung oder eine Operation in Narkose vor.

Keimfreiheit durch Augentropfen

Kurz vor der Operation werden im Bedarfsfall *Augentropfen* ins Auge gegeben, um es von Keimen zu befreien. Mitunter wird damit bereits drei Tage vor der Operation begonnen. Da die Operation des Grauen Stares meist in lokaler Betäubung vorgenommen wird, muß auf eine vorherige Mahlzeit nicht verzichtet werden. Der Magen sollte allerdings nicht überladen werden. Natürlich muß der Patient seine üblichen Medikamente auch vor der Operation einnehmen. Kurz vor der Operation wird ein *Beruhigungsmittel* gegeben.

Verhaltensrichtlinien nach der Operation

Das operierte Auge wird mit einem Salbenverband abgedeckt, der meist bis zum nächsten Tag auf dem Auge verbleibt.

Bei ambulanten Operationen beginnt man mitunter unmittelbar nach der Operation mit der Gabe der *Augentropfen.* Meist wird tagsüber alle zwei Stunden eingetropft, abends gesalbt. Die Salbe verbleibt länger im Auge und hält somit länger vor. Die Medikamente enthalten Kortison zur schnelleren Heilung und Antibiotika zur Vermeidung einer Infektion.

Heilung der Entzündung durch Augentropfen

Der *Verband* sollte eine Woche zumindest nachts getragen werden. Ist das Auge bei Anwendung der Kleinschnitttechnik (vergleiche Kapitel »Operative Behandlung«, Seite 83) schnell reizfrei, wird auf den Verband schon eher verzichtet. Allerdings sollte er in der ersten Woche noch im Freien und in der Nacht getragen werden. Tritt in der ersten Zeit ein stärkeres Blendungsgefühl ein, kann eine *Sonnenbrille* Abhilfe schaffen.

Augenverband

Auf keinen Fall sollte nach der Operation *Druck* auf das Auge ausgeübt werden. Dies ist mitunter nicht leicht einzuhalten, weil das Auge bei abklingenden Reizerscheinungen oft juckt. Da der Schnitt erst nach einigen Monaten seine vollständige Stabilität erreicht hat, kann er bei festem Druck oder Verletzung wieder aufplatzen. Je kleiner der Schnitt ist, um so unwahrscheinlicher ist diese Gefahr allerdings.

Nicht auf das Auge drücken

In der ersten Zeit sind häufige *augenärztliche Kontrollen* zur Überprüfung des Schnittes und des Reizzustandes sowie zur Feststellung möglicher Komplikationen und der Sehschärfe notwendig. Die endgültige Brille sollte erst einige

Brille nach vier Wochen

Wochen (meist vier bis sechs Wochen) nach der Operation verordnet werden, da sich der Brechungszustand des Auges in der ersten Zeit noch ändert. Obwohl mit der Längenmessung des Auges durch Ultraschall die notwendige Stärke der künstlichen Linse berechnet wird, wird mitunter noch eine leichte *Brillenkorrektur* beim Sehen in die Ferne, insbesondere beim Autofahren, getragen, da der »Nullpunkt« nicht immer getroffen wird. Darüber hinaus entsteht zuweilen durch den Schnitt eine Hornhautverkrümmung, die ebenfalls mit der Brille auskorrigiert wird. Für das Sehen in der Nähe ist eine gesonderte Brille erforderlich. In der letzten Zeit werden zwar *künstliche Linsen mit zwei optischen Stärken* zur Einsparung einer Lesebrille angeboten, diese haben aber gewisse Nachteile und werden bislang nur in besonderen Fällen ins Auge eingesetzt. Falls notwendig, kann auch eine vorläufige Brille verordnet werden.

Bifokale Linsen

In der ersten Woche sollte das Auge nicht mit Wasser und Seife in Berührung kommen. Beim Haarewaschen wird deshalb der Kopf nach hinten geneigt. Auf einen Besuch in Hallenbad oder Sauna sollte in dieser Zeit verzichtet werden.

Fernsehen ist ohne Einschränkungen erlaubt und beeinflußt den Heilungsprozeß nicht. Mit dem *Lesen* sollte allerdings auch noch eine Woche wegen der dabei ausgeführten Augenbewegungen gewartet werden. In den ersten Tagen sollten *körperliche Anstrengungen* und das Tragen von schwereren Lasten vermieden werden. Beim *Bücken* darf der Kopf nicht gebeugt werden. Vielmehr sollte man mit erhobenem Kopf in die Hocke gehen.

Keine körperliche Belastung, nicht bücken!

Das Führen eines Autos ist erst wieder erlaubt, wenn die Sehleistung den Vorschriften für den Straßenverkehr entspricht. Dazu muß in jedem Fall der Augenarzt befragt werden.

Um weitgehend Risiken auszuschließen, die sich nachteilig auf die Wundheilung auswirken können, sollten Sie nach der Operation die folgenden Hinweise beachten.

Tabelle 7: Die wichtigsten Verhaltenshinweise nach einer Operation des Grauen Stares

- Nach der Operation möglichst ruhen. Selbstverständlich können Sie zur Toilette gehen und Mahlzeiten einnehmen.
- Regelmäßige augenärztiche Kontrollen wahrnehmen.
- Bitte nicht am Auge reiben und keinen Druck am Auge ausüben.
- Schmerzen treten nach der Operation gewöhnlich nicht auf. Ein leichtes Schmerzmittel kann allerdings bei Bedarf eingenommen werden.
- Der Verband sollte nach der Operation nachts für etwa eine Woche getragen werden, damit Sie sich nicht unwillkürlich im Schlaf ins Auge fassen können. Gleiches gilt für draußen, um das Auge vor Wind und Kälte zu schützen.
- Regelmäßig Augentropfen verabreichen (vergleiche »Wie werden die Tropfen ins Auge gegeben«).
- In der ersten Woche längeres Lesen vermeiden, weil dabei die Augen ständig hin und her bewegt werden müssen; Fernsehen ist dagegen erlaubt.
- In der ersten Woche keine Seife beim Haarewaschen oder Schweiß anläßlich eines Saunabesuchs ins Auge gelangen lassen. Keine schwere körperliche Arbeit verrichten; normale Hausarbeit ist möglich.
- Bei Blendungsgefühl Sonnenbrille benutzen; Ihre alten Brillen dürfen getragen werden, ihre Stärke stimmt aber möglicherweise nicht mehr, was allerdings zu keinen Schäden führt.
- Das Autofahren ist erst dann wieder erlaubt, wenn der Augenarzt »grünes Licht« gibt.

Wie ist die Prognose des Grauen Stares und der Linsenlosigkeit?

Operationsrisiko gering – Sehvermögen verbessert

Der Graue Star ist prinzipiell nicht gefährlich und kann heutzutage mit modernen Operationstechniken und -geräten problemlos operiert werden. Das geringe Risiko, das bei jedem operativen Eingriff angesetzt werden muß, steht meist im Verhältnis zu den *gewonnenen Sehverbesserungen,* die auch ein angenehmeres Lebensgefühl vermitteln.

Perspektiven in der Behandlung des Grauen Stares

Ursache unbekannt

Natürlich wird sehr intensiv nach einem *Medikament* gesucht, das die Entstehung eines Grauen Stares verhindern oder sein Fortschreiten aufhalten kann. Da letztendlich nicht schlüssig geklärt ist, warum es zur Ausbildung von altersbedingten Linsentrübungen kommt, sind Forschungserfolge in dieser Hinsicht in der nächsten Zeit eher unwahrscheinlich.

Flüssigen Kunststoff in Kapselsack einfüllen

Auf *operativem Gebiet* ist demgegenüber im letzten Jahrzehnt durch die Einführung der Kleinschnittechnik und der Phakoemulsifikation (Zerkleinerung des Linsenkerns mittels Ultraschall) eine wesentliche Verbesserung eingetreten. Gegenwärtig wird versucht, schnell festwerdende, flüssige, weiche und elastische Kunststoffmaterialien in den Kapselsack nach extrakapsulärer Linsenextraktion einzubringen, um auf die unflexible Linse zu verzichten. Mit dieser Methode wäre u. U. die Akkommodation wieder möglich und die Lesebrille entbehrlich, weil der Kunststoff im Kapselsack der Kontraktion des Ziliarkörpers nachgeben und eine Fokusierung auf nahegelegene Sehobjekte erlauben würde. Erste Ergebnisse liegen bereits vor.

Zusammenfassung

Die wichtigsten Fakten über den Grauen Star sind in Tabelle 8 zusammengestellt.

Tabelle 8: Der Graue Star in Stichpunkten

Definition:	Alle Trübungen und optische Unregelmäßigkeiten der Linse werden als Grauer Star bezeichnet.
Ursache:	Im Falle des »Altersstares« unbekannt.
Folge:	Zunehmende Eintrübung der Linse.
Therapie:	Entfernung der getrübten Linse und ihr Einsatz durch eine künstliche klare.
Zeitpunkt der OP:	Wenn die Linsentrübung das berufliche und private Leben des Patienten deutlich beeinflußt.

Was Patienten häufig ihren Arzt fragen

Was passiert, wenn ich mich nicht operieren lasse?

Späterer OP-Termin beeinflußt OP-Resultat nicht

Meist nimmt die Sehschärfe allmählich ab, bis letzten Endes nur noch der Lichtschein der Sonne oder einer hellen Lampe wahrgenommen werden kann und Erblindung eintritt. Ein späterer oder herausgeschobener Operationstermin beeinflußt den Erfolg der Operation und dessen Erfolgsaussichten kaum. Ist allerdings die Linse »überreif«, kann Linseneiweiß austreten, zu einem sekundären Grünen Star führen, Schmerzen verursachen und relativ schnell zu einer vollständigen Erblindung durch Absterben des Sehnervs führen, die irreversibel ist. Aus diesem Grunde ist eine Staroperation bei sehr stark eingetrübter Linse auch dann notwendig, wenn wegen einer anderen Augenveränderung keine Sehverbesserung zu erwarten ist.

Wie entwickelt sich die Sehschärfe nach der Operation?

Sehen oft bereits am nächsten Tag gut

Bei Anwendung der Kleinschnittechnik ist oft schon ein oder zwei Tage nach der Operation eine recht gute Sehschärfe, etwa 30 bis 50 Prozent der Norm, vorhanden. Bei anderen Operationsverfahren dauert es mitunter etwas länger. Längerfristig sind aber alle Operationsmethoden gleich zu bewerten. Das Sehvermögen steigt nach der Operation kontinuierlich an und ist nach der Brillenkorrektur optimal. Natürlich hängt es in hohem Maße von anderen Augenerkrankungen ab. Liegt beispielsweise zusätzlich an der Netzhaut eine Durchblutungsstörung vor, kann die Sehschärfe nur so gut werden, wie es die Netzhautveränderungen zulassen.

Sehen bei Netzhauterkrankungen eingeschränkt

Manchmal tritt nach Monaten oder Jahren eine Sehverschlechterung ein, die durch eine Verdichtung der hinteren Kapsel nach extrakapsulärer Linsenentfernung hervorgerufen wird (Kapselfibrose). Sie wird problemlos mit einem Lasereingriff (YAG-Laserkapsulotomie) beseitigt.

Bin ich mit 90 Jahren nicht schon zu alt für die Operation?

Keine Altersgrenze

Es gibt keine Altersgrenze für eine Staroperation. Da niemand seine Lebenserwartung kennt, sollte auch im fortgeschrittenen Alter operiert werden. Die Operation ist in jedem Alter lohnenswert. Allerdings ist die Sehschärfe bei älteren Menschen nach der Operation mitunter nicht ganz so gut wie bei jüngeren, weil oft andere Altersveränderungen des Auges, insbesondere an der Netzhaut und am Sehnerv, vorliegen.

Mein Grauer Star ist gar nicht so schlimm, ich kann wieder besser sehen.

Schwankungen der Sehschärfe bei Vorliegen eines »Altersstares« sind nicht selten. Mitunter sind sie in Schwankungen der Durchblutungssituation begründet.

Nicht selten führt aber auch eine Zunahme der Kerntrübung zu einer Brechkraftzunahme der Linse und zu einer linsenbedingten Kurzsichtigkeit (Myopie), die die Sehschärfe in der Nähe deutlich verbessert. Der Patient kann damit oft wieder ohne Nahbrille lesen und führt diese Veränderung des Sehens auf einen Rückgang der Linsentrübungen zurück.

Kurzzeitige Sehverbesserung möglich Beim Fortschreiten des Speichenstares kann sich die Abbildungsschärfe durch enger werdende optisch freie Räume kurzzeitig verbessern.

Was kann ich tun, um den Grauen Star zu verhindern?

Grauer Star ist nicht zu verhindern Den Grauen Star kann man weder verhindern noch mit Medikamenten oder einer veränderten Lebensweise beeinflussen. Auch eine Schonung der Augen oder ein spezielles Augentraining bringen keine Abhilfe. Bei gelegentlichen Augenarztkontrollen, die entsprechend des Ausmaßes der Linsentrübung vierteljährlich bis jährlich erfolgen sollten, wird das Fortschreiten des Grauen Stares festgestellt und der Zeitpunkt der Operation bestimmt. Die Veranlagung, einen Grauen Star im Alter zu entwickeln, wird vererbt.

Nur OP möglich Die Staroperation ist die z. Z. einzige effektive Methode, den Grauen Star zu behandeln und zu einer Verbesserung des Sehens zu führen.

Ich sehe noch recht gut, aber manchmal doppelt. Wie kommt das?

Kleine Artefakte in der Linse Alle optischen Unregelmäßigkeiten der Augenlinse, auch kleinere Defekte der Lichtbrechung, werden als Katarakt bezeichnet. Derartige Artefakte in der Linse führen weniger zu einer allgemeinen Verminderung der Sehschärfe als vielmehr zu doppeltem oder verzerrtem Sehen (Diplopie), welches anfans nur in bestimmten Blickrichtungen auftritt. Dieses Doppeltsehen tritt im Gegensatz zu Augenmuskellähmungen allerdings stets einäugig auf.

Darüber hinaus führt auch der Alterskernstar neben einer Brechkraftzunahme der Linse zu einem doppelten Brennpunkt der Linse.

Wann soll die Operation des Grauen Stares vorgenommen werden?

Nicht warten, bis der »Star« reif ist

Die noch weitverbreitete Annahme, die Operation könne erst durchgeführt werden, wenn der Graue Star »reif« sei, ist falsch. Die Staroperation wird dann vorgenommen, wenn die Linsentrübung das berufliche und private Leben des Patienten beeinträchtigt und die Lebensqualität reduziert.

Eine scharfe Grenze zu ziehen ist verständlicherweise schwer, weil jeder Patient andere Ansprüche an seinen Sehkomfort stellt. Jüngere, noch im Berufsleben stehende Patienten und Kraftfahrer werden erfahrungsgemäß früher operiert als ältere Personen. Ist die Sehschärfe linsenbedingt unter 30 bis 40 Prozent der Norm abgefallen, wird meist zu einer Operation geraten.

Operation dann, wenn tägliche Verrichtungen eingeschränkt sind

Den Zeitpunkt der Operation bestimmen letzten Endes Sie als Patient. Die Operation kommt dann in Betracht, wenn Sie der Meinung sind, daß Ihr Sehvermögen für die täglichen Verrichtungen nicht mehr ausreicht. Ihrem Augenarzt fällt dabei die Aufgabe zu, Ihre Erwartungen und Wünsche mit den Aussichten für ein Sehen nach der Operation zu vergleichen und Ihnen beratend zur Seite zu stehen. Er wird Ihnen dann zur Operation raten, wenn eine Sehverbesserung durch die Operation zu erwarten ist und keine weiteren Schäden am Auge vorliegen, z. B. ein Gesichtsfeldausfall bei Glaukom (vergleiche »Warum ist der Grüne Star so gefährlich«, Seite 20) oder eine Durchblutungsstörung der Netzhaut (vergleiche »Welche anderen Augenerkrankungen können das Sehvermögen einschränken«, Seite 112).

Ich habe nur ein Auge. Das andere ist nach einer Kriegsverletzung entfernt worden. Wann wird bei mir die Operation des Grauen Stares vorgenommen?

Bei Einäugigkeit etwas abwarten

Bei einem funktionell einzigen Auge wird man sich eine Staroperation noch gründlicher überlegen als bei Beidäugigkeit, weil ein Mißerfolg doppelt schwer wiegt. Es wird aus diesem Grunde generell länger gewartet. Dennoch gilt auch hier die Sehbeeinträchtigung als Maß für die Festlegung des Operationszeitpunkt. Meist wird bei einer linsenbedingten Sehschärfe von etwa 20 Prozent der Norm und darunter zur Operation geraten.

Mein Augenarzt will mich nicht operieren. Warum? Was muß ich tun?

Andere Erkrankungen beeinträchtigen Sehen

Dieser Eindruck entsteht zuweilen bei Patienten, denen von einer Operation abgeraten wird. Meist liegen neben dem Grauen Star andere sehbeeinträchtigende Erkrankungen vor, die eine wesentliche Sehverbesserung nach der Operation nicht erwarten lassen.

Oftmals ist es allerdings nicht einfach, zu beurteilen, welche Sehminderung zu Lasten der Katarakt und welche zu Lasten anderer Veränderungen gehen. Meist liegen zusätzlich Netzhaut-, Sehnerv- oder Hornhautschäden vor. Mitunter wirkt der Graue Star bei der Untersuchung an der Spaltlampe nicht so ausgeprägt, stört aber das Sehen des Patienten beträchtlich. Dann können Spezialuntersuchungen, wie eine Funktionsbestimmung der Netzhaut mittels Laserstrahlen oder Reizung der Netzhaut mit Lichtreizen und Aufzeichnung der ausgelösten Antworten der Netzhaut, weiterhelfen.

Nicht selten ist die Entscheidungsfindung kompliziert. In derartigen Fällen wird dem Patienten empfohlen, eine weitere fachärztliche Meinung einzuholen oder sich in einem größeren augenärztlichen Zentrum vorzustellen.

Zweite Meinung einholen

Im Zweifelsfall und bei stark ausgeprägtem Wunsch des Patienten kann die Operation dennoch vorgenommen werden, wenn eine ausgiebige Aufklärung erfolgt und der Patient über die eingeschränkten Erfolgsaussichten, die Sehschärfe betreffend, informiert ist.

Kann immer eine Linse in das Auge eingesetzt werden?

Jährlich werden in der Bundesrepublik etwa 400 000 Operationen des Grauen Stars vorgenommen. Der Eingriff ist also zu einem Routineeingriff geworden. In etwa 95 Prozent aller Operationen wird nach der Entfernung der getrübten Linse eine künstliche Linse eingesetzt.

Nur in bestimmten Fällen muß davon Abstand genommen werden, um nicht ein erhöhtes Risiko einzugehen, z. B. bei hoher Kurzsichtigkeit (Myopie), schweren Augenerkrankungen, Hornhautentartungen, ausgeprägten Netzhautveränderungen infolge Zuckerkrankheit (diabetische Retinopathie) oder Komplikationen während der Operation.

Bei Risiko keine Linse einsetzen

Was passiert, wenn der Patient Marcumar zur Blutverdünnung nehmen muß?

Bei der Einnahme von blutverdünnenden Medikamenten muß während und kurz nach der Operation mit einer verstärkten Blutungsneigung gerechnet werden. Aus diesem Grunde empfiehlt es sich, die Medikamente in Absprache mit dem behandelnden Internisten oder Hausarzt zu reduzieren oder abzusetzen: Der *Quick-Wert,* der die Fähigkeit der Blutgerinnung ausdrückt, sollte möglichst über 30 Prozent liegen. Muß die Blutverdünnung aus lebenswichtigen Gründen, z. B. nach einem Gefäßverschluß oder einer Herzklappenoperation, durchgeführt werden, ist ein Absetzen der Behandlung nicht gerechtfertigt. Der Operateur muß sich dann auf das verstärkte Blutungsrisiko einstellen und ein entsprechendes Vorgehen während der Operation wählen.

Marcumar kein Hindernis

Ich will mich operieren lassen, möchte aber nicht ins Krankenhaus. Gibt es für mich eine Lösung?

Seit einigen Jahren wird die Staroperation an einigen Einrichtungen auch *ambulant* vorgenommen. Dies ist möglich geworden, weil sich die Operationstechnik enorm verbessert und das Operationsrisiko reduziert hat. Die Möglichkeiten dazu werden vom neuen Gesundheitsstrukturgesetz unterstützt. Medizinisch gesehen sind die ambulante und stationäre Operation gleichwertig.

Bei einer ambulanten Operation müssen die Patienten beweglich sein. Es muß gewährleistet werden, daß in der ersten Zeit eine tägliche Konsultation beim Augenarzt stattfindet, keine schweren körperlichen Arbeiten verrichtet werden müssen und die Augentropfen pünktlich und exakt verabreicht werden. Dies ist meist dann gut möglich, wenn die Patienten nicht allein leben, Familienmitglieder den Transport organisieren oder die Wohnung bzw. das Hotel nicht allzu weit vom Operationsort entfernt liegt.

Einige Einrichtungen operieren ambulant

Kann der Graue Star auch operiert werden, wenn zusätzlich ein Grüner Star besteht?

Selbstverständlich ist dies möglich. Wichtig ist allerdings, daß zum Zeitpunkt der Operation der Augeninnendruck im Normbereich liegt. Deshalb müssen die drucksenkenden Tropfen weiter ins zu operierende Auge gegeben werden.

Vor OP muß Druck normal sein

Allerdings ist die Sehverbesserung nach der Operation unabhängig vom Ausmaß der glaukomatösen Schädigung des Sehnervenkopfes, da diese durch die Operation nicht beseitigt werden kann.

Ich muß wegen eines Grünen Stares täglich Pilocarpin zur Pupillenverengung ins Auge geben. Muß ich die Tropfen auch vor der Operation nehmen?

Grundsätzlich gilt, daß alle Augentropfen und alle anderen Medikamente bis zum Operationstag weiter verabreicht werden sollen, wenn nicht der Augenarzt ein anderes Vorgehen empfiehlt. Bei pupillenverengenden Medikamenten wird meist anders verfahren, da sich die getrübte Linse schlecht durch eine enge Pupille entfernen läßt. Meist werden diese Augentropfen einige Tage vor der Operation abgesetzt und durch augendrucksenkende Tabletten ersetzt. Der Augenarzt sollte dem Patienten diesbezüglich genaue Anweisungen geben. Dann ist meist eine Pupillenerweiterung gut möglich und die Operation leichter durchführbar.

Vor OP Pilocarpin absetzen

Kann ich die künstliche Linse aus dem Auge entfernen? Kann ich sie beim Sport verlieren?

Linse ist fest verankert

Die künstliche Linse ist fest im Auge verankert und kann deshalb nicht, wie manche Kontaktlinsen, verlorengehen, auch nicht bei schnellen Bewegungen oder intensiven Belastungen. Sie verbleibt das ganze Leben lang sicher im Auge, unterliegt keinem Verschleiß und braucht nicht ausgetauscht oder ausgewechselt zu werden. In besonderen Fällen kann sie wieder aus dem Auge herausoperiert werden.

Spüre oder sehe ich die künstliche Linse im Auge?

Kein Fremdkörpergefühl wahrnehmbar

Die künstliche Linse heilt im Auge reizfrei ein. Sie wird nicht bemerkt, führt zu keinem Kratzen oder Fremdkörpergefühl.

Die Linse im Auge ist weder vom Patienten noch von einem Beobachter ohne spezielle Hilfsmittel sichtbar, wenn sie an der Stelle der ehemals getrübten Linse positioniert wird. Vorderkammer- und Pupillarlinsen sind mitunter im Spiegel zu erkennen.

Ich lese sehr viel. Ist es möglich, auf eine Lesebrille nach der Staroperation zu verzichten?

Es wird angestrebt, daß nach dem Einsetzen der künstlichen Linse keine Fernbrille getragen werden muß. Dies gelingt trotz exakter Voruntersuchung und Berechnung der notwendigen Brechkraft der Linse nicht immer. Mitunter ist deshalb das Tragen einer schwachen Fernbrille nach der Operation notwendig. Für die Nähe muß dann, wie vor der Operation auch, eine Lesebrille getragen werden, es sei denn, es liegt eine Kurzsichtigkeit vor.

Auf eine Lesebrille kann verzichtet werden, wenn die Linse speziell für die Nähe berechnet und ausgerichtet wird. Dann ist allerdings eine stärkere Fernbrille notwendig. Künstliche Linsen mit zwei optischen Stärken haben sich bislang deshalb noch nicht durchgesetzt, weil mitunter Doppelbilder auftreten und die Verträglichkeit eingeschränkt ist.

Zweistärkenlinsen noch nicht optimal

Was muß ich nach der Laserbehandlung bei verdichteter hinterer Linsenkapsel beachten?

Eine YAG-Laserkapsulotomie wird dann durchgeführt, wenn sich nach der extrakapsulären Kataraktoperation die hintere Linsenkapsel verdichtet. Dies ist ein so häufiges Ereignis, daß es nicht als Komplikation aufgefaßt werden kann. Mittels Laserstrahlen wird völlig schmerzfrei eine Öffnung in die verdichtete Kapsel geschaffen, die schlagartig das Sehvermögen verbessert.

Druckkontrolle nach Laserbehandlung

Da die Laserbehandlung zuweilen den Augeninnendruck steigert, ist eine Augeninnendruckmessung am nächsten Tage unerläßlich.

Ich bin mit der künstlichen Linse verstärkt blendempfindlich. Was kann man tun?

Die natürliche Augenlinse kann das sichtbare und ultraviolette Licht in einer Art filtern, wie es die künstliche Linse nicht vermag, obwohl spezielle lichtabsorbierende Stoffe in die

Manchmal verstärkte Lichtempfindlichkeit

Linse eingebracht werden. Manche Patienten, bei weitem nicht alle, sind deshalb verstärkt lichtempfindlich.

Diesem Umstand wird durch die Verschreibung von zusätzlichen Lichtschutzgläsern Rechnung getragen.

Was passiert, wenn ich meine Augentropfen kurz nach der Operation des Grauen Stares vergesse?

Heilung verzögert sich

Die Augentropfen, die nach einer Operation des Grauen Stares gegeben werden, sollen die Entzündung hemmen, den Heilungsprozeß fördern und einer Infektion vorbeugen. Werden die Tropfen einmal vergessen, passiert nicht allzu viel. Werden sie aber deutlich seltener angewendet als empfohlen, verzögert sich die Heilung, das Auge bleibt länger rot, die Gefahr einer Infektion erhöht sich, das Risiko einer Komplikation wächst. Deshalb kommt einer regelmäßigen Tropfenanwendung eine ausschlaggebende Bedeutung zu.

Bei mir wurde vor 10 Jahren der Graue Star entfernt, ohne daß damals eine künstliche Linse implantiert worden ist. Kann eine Kunstlinse auch noch nachträglich ins Auge eingesetzt werden?

Patienten, die früher am Grauen Star ohne Linsenimplantation operiert wurden und mit Kontaktlinsen oder Starbrille Probleme haben, können sich heute mit hohem Erfolg nachträglich eine Linse einpflanzen lassen. Die Operation benötigt weniger Zeit als die Erstoperation; die Stabilisierung des Sehvermögens geht relativ schnell vonstatten.

Kann der Graue Star auch mit Laserstrahlen entfernt werden?

Laserstrahlen dafür nicht geeignet

Dies ist bislang nicht möglich. Laserstrahlen spielen zwar in der Augenheilkunde eine sehr große Rolle, auch bei der Nachbehandlung einer Staroperation, wenn sich ein sogenannter Nachstar ausgebildet hat, bei der Operation selbst sind sie aber unbrauchbar.

Was verbirgt sich unter der Bezeichnung »Phakoemulsifikation mit Kleinschnittechnik?«

Die zur Zeit modernste Operationstechnik

Der Graue Star wird heutzutage mit Ultraschall in sehr kleine Teile zerkleinert, wobei die Spitze des in das Auge eingeführten Gerätes etwa 40 000 Schwingungen in der Sekunde erzeugt (Phakoemulsifikation). Der Ultraschall ist völlig ungefährlich für das Auge und wird auch in etwas anderer Form zu diagnostischen Zwecken eingesetzt.

Die kleinen Teilchen werden dann abgesaugt. Diese Technik hat den großen Vorteil, daß ein kleiner Schnitt ausreicht, um die meist große, harte Linse zu entfernen (Kleinschnitttechnik). Wenn man die getrübte Linse vollständig im Ganzen entfernen wollte, wäre ein wesentlich größerer Schnitt mit verständlicherweise größeren Komplikationen nötig.

Welche anderen Augenerkrankungen können das Sehvermögen einschränken?

Nicht jeder Einschränkung des Sehvermögens liegt ein Grüner oder Grauer Star zu Grunde. Es gibt eine Reihe von anderen Augenerkrankungen, die gleichfalls zu einer Sehbeeinträchtigung führen.

Altersveränderung an der Stelle des schärfsten Sehens

Im Alter ist es in erster Linie eine durchblutungsbedingte Entartung der Netzhaut an der Stelle des schärfsten Sehens *(senile Makuladegeneration)*. Es kommt zu einem allmählichen und fortschreitenden Verlust des zentralen Sehens; das äußere Gesichtsfeld bleibt dabei intakt, so daß die Patienten trotz u. U. massiver Sehbeeinträchtigung nicht vollständig erblinden. Oftmals versuchen sie, an den Gegenständen »vorbeizuschauen«. Sie sehen damit nicht mit der Stelle des schärfsten Sehens, die ihre Funktion bei entsprechender Ausprägung der Erkrankung verloren hat, sondern mit einer intakten Netzhautstelle, die in der Nähe dieser Stelle liegt, aber auf Grund ihres Aufbaus nie die Leistung der Stelle des schärfsten Sehens erreichen kann.

Durchblutungsstörungen von Netzhaut und Sehnerven

Ebenfalls im Alter treten Durchblutungsstörungen des Sehnervenkopfes (Optikusatrophie) auf. Die Ausfälle des Sehens sind dabei sehr verschieden, können aber auch die vollständige Erblindung einschließen. Die Behandlung dieser Veränderungen von Netzhaut und Sehnervenkopf ist bis zum heutigen Tage äußerst unbefriedigend.

Eine wichtige Erblindungsursache stellt nach wie vor die Netzhautentartung bei Zuckerkrankheit *(diabetische Retinopathie)* dar. Dabei ist neben der Dauer der Erkrankung die Stoffwechsellage maßgeblich für die Zukunftsaussichten verantwortlich. Es gibt viele Verlaufsformen, die einer entsprechenden augenärztlichen Behandlung zugänglich sind und in erster Linie in einer rechtzeitigen und gezielten *Laserbehandlung* der Netzhaut bestehen. Damit wird meist das Fortschreiten der Veränderungen aufgehalten; eine Sehverbesserung tritt nur in wenigen Fällen ein. Kommt es zu Einblutungen in den Glaskörper, kann ein *glaskörperchirurgischer Eingriff* (Vitrektomie) durchgeführt werden, der allerdings wegen der Schwere der Netzhautveränderungen nicht unerhebliche Risiken in sich birgt. Es gibt darüber hinaus eine Vielzahl von sehbeeinträchtigenden Erkrankungen (hohe Kurzsichtigkeit mit Netzhautveränderungen = Myopie, Netzhautablösung = Ablatio retinae, Netzhautthrombose, Netzhautgefäßverschluß, schwere Entzündungen, Entartung der Pigmentschicht der Netzhaut = tapetoretinale Degeneration), die allerdings weitaus seltener vorkommen.

Netzhautveränderungen bei Zuckerkrankheit

Glaskörpereinblutungen

Zur Frage der Verkehrstauglichkeit

Eine exakte augenärztliche Untersuchung schließt eine Pupillenerweiterung zur Beurteilung des Augenhintergrundes und des Ausmaßes der Linsentrübung ein. Stellt sich der Patient in einem regelmäßigen Turnus vor, sollte der Augenarzt ihm mitteilen, wann eine solche Untersuchung geplant ist, damit er sich entsprechend einrichten kann:

Bei weiter Pupille – Vorsicht im Straßenverkehr

Nach jeder medikamentösen Pupillenerweiterung ist der Patient für einige Stunden fahruntauglich und sollte kein Fahrzeug führen. Deshalb empfiehlt es sich, möglichst bei jeder Erstkonsultation ohne Auto, Motorrad oder Fahrrad zu erscheinen.

Bei schlechtem Sehen kein Auto führen

Die Fahrtauglichkeit ist auch eingeschränkt, wenn größere Gesichtsfeldausfälle oder Einschränkungen der Sehschärfe bestehen. Eine magische Grenze wird dann überschritten, wenn die Sehschärfe auf dem besseren Auge unter 0,5 (= 50 Prozent) fällt. Der Arzt sollte den Patienten auf seine beeinträchtigte Verkehrstauglichkeit hinweisen; er hat allerdings nicht das Recht, den Führerschein zu entziehen oder eine Meldung bei der Polizei zu erstatten.

Wie kann die durch Grauen oder Grünen Star eingeschränkte Sehleistung verbessert werden?

Wird von einer Operation des Grauen Stares wegen eines zu hohen Risikos bzw. bei Vorliegen anderer Augenkrankheiten abgeraten oder lehnt der Patient die Operation ab, kann die Sehschärfe durch *vergrößernde Sehhilfen* bis zu einem gewissen Grad verbessert werden. Die Auswahl der Art der Sehhilfe bedarf Erfahrung und Kenntnis über das Wesen der Sehbehinderung. Am einfachsten ist die *Verstärkung der Lesebrille.* Sie wird aber mit dem Nachteil erkauft, daß der Lesetext oder die Handarbeit näher ans Auge gebracht werden muß. Je stärker die Lesebrille, desto geringer ist der Lese- oder Arbeitsabstand.

Stärkere Lesebrille

Bei einer mäßigen Sehbeeinträchtigung kann auch die Verordnung einer *Lupe* hilfreich sein, deren Auswahl von einem sachkundigen Optiker unterstützt werden sollte. Es gibt Lupen verschiedener Stärken, die feststehend oder in der Hand zu halten, beleuchtet oder unbeleuchtet sind. Ihr Nachteil besteht wie bei allen anderen vergrößernden Systemen in einer Verkleinerung des Gesichtsfeldes.

Lupe

Ist der Verlust der Sehschärfe gravierender, können u. U. *Lupenbrillen, Fernrohrbrillen* oder *Prismen-Lupenbrillen* ausprobiert werden. Dabei wird auf ein oder beide Brillengläser ein optisches Vergrößerungssystem montiert, welches einem Fernrohr ähnelt. Ihr Gebrauch erfordert Gewöhnung und auch ein gewisses Maß an Geschicklichkeit.

Bei starker Beeinträchtigung kann mitunter ein *Fernsehlesegerät* das Lesen wieder ermöglichen. Dabei wird ein Le-

Fernsehlesegerät

setext über ein elektronisches System auf einem Bildschirm flimmerfrei bis zu einer 45fachen Vergrößerung abgebildet. Die aufwendige und teuere Apparatur benötigt Platz und bedarf der Gewöhnung. Eine Verordnung sollte nur dann erfolgen, wenn sichergestellt ist, daß sie für den Patienten eine echte Hilfe darstellt.

Erklärung medizinischer Fachbegriffe

Ablatio retinae	Netzhautablösung
Akkommodation	Anpassung der Augenlinse an das Sehen in der Nähe
Amaurose	völlige Blindheit, »schwarzer Star«
Anamnese	Krankengeschichte
Atrophie	Gewebeschwund
Aphakie	Linsenlosigkeit
Applanations-tonometrie	Messung des Augendruckes durch Abplatten der Hornhaut
Argonlasertrabekulo-plastik	Behandlung des Trabekelwerks mit dem Argonlaser bei Weitwinkelglaukom
Arteriosklerose	Gefäßverkalkung
Astigmatismus	Stabsichtigkeit, Krümmungsanomalie des optischen Apparates
Biometrie	Bestimmung der Brechkraft und der Länge des Auges
Chalkosis lentis	Verkupferung der Linse
chronisch	langsam auftretend, langsam verlaufend
Corpus ciliare	Ziliarkörper, Strahlenkörper des Auges
Corpus vitreum	Glaskörper des Auges
Diabetes mellitus	Zuckerkrankheit
Diagnose	Krankheitsbezeichnung
Dioptrie	Brechkrafteinheit, reziproker Wert der Brennweite einer Linse

Diplopie	Doppelbildwahrnehmung
Endophthalmitis	schwere Entzündung des gesamten Auges
extrakapsuläre Kataraktextraktion	Entfernung der Augenlinse ohne ihre Kapsel
fistulierende Operation	es wird operativ ein Weg für das Ablaufen des Kammerwassers unter dem Bindehautsack angelegt, dadurch verringert sich der Augeninnendruck
Fusion	binokulare Verschmelzung der Seheindrücke beider Augen zu einem Bild
Gesichtsfeld	Ein Gesichtsfeld ist das, was Sie rundum sehen, wenn Sie geradeaus blicken
Glaukom (das)	Grüner Star, Augeninnendrucksteigerung
Gonioskopie	Kammerwinkeluntersuchung
Goniotrepanation	fistulierende Glaukomoperation im Kammerwinkelbereich, Schaffung eines künstlichen Abflusses
Halo glaucomatosus	glaukombedingter Aderhautschwund um die Pupille
Hypermetropie (Hyperopie)	Übersichtigkeit, Weitsichtigkeit
Impressionstonometrie	Messung des Augendruckes durch Eindellung der Hornhaut
Injektion	Verabreichung einer Spritze
intrakapsuläre Kataraktextraktion	Entfernung der Augenlinse mit ihrer Kapsel

Intraokularlinse	künstliche Augenlinse, die nach der Kataraktextraktion ins Auge implantiert wird
Iridektomie	Irisausschneidung
Iridotomie	Iriseinschneidung, z. B. mit YAG-Laser
Iris	Regenbogenhaut
Iris bombata	Napfkucheniris, Verklebung des Pupillenrandes mit der Linse, Vorwölbung der Iris durch Abflußbehinderung des Kammerwassers
Kapsulorhexis	kreisrundes Öffnen der vorderen Linsenkapsel zur extrakapsulären Kataraktextraktion
Katarakt (die)	Grauer Star, Trübung der Augenlinse
Kataraktextraktion	operative Entfernung des Grauen Stares
Keratoplastik	Hornhauttransplantation, Hornhautübertragung
Konjunktiva	Bindehaut
Kornea	Hornhaut
Lasertrabekulotomie/ Lasertrabekuloplastik	Aufreißen des Trabekelwerkes mittels Laserstrahlen
Luxation der Linse	Linsenverlagerung
Macula lutea	gelber Fleck, Stelle des schärfsten Sehens
Makrokornea	vergrößerte Hornhaut
Miosis	enge Pupille
Miotika	pupillenverengende Medikamente
Mydriasis	weite Pupille
Mydriatika	pupillenerweiternde Medikamente
Myopie	Kurzsichtigkeit

Nervus opticus	Sehnerv
Occlusio pupillae	Pupillenverschluß durch Verklebung
Okulopression	Ausüben von Druck auf das Auge
Ophthalmie	Augenentzündung
Orbita	Augenhöhle
Papilla nervi optici	Sehnervenkopf, Sehnerveneintritt
Perimetrie	Gesichtsfeldprüfung
Phakoemulsifikation	Zerkleinerung des Linsenkerns mittels Ultraschall
postoperativ	nach der Operation
präoperativ	vor der Operation
Presbyopie	Alterssichtigkeit
Pupille	Sehloch in der Regenbogenhaut
Reklination der Linse	Stoßen der Linse in den Glaskörperraum
Retina	Netzhaut
Schlemmscher Kanal	Kanal, der das Kammerwasser nach dem Durchfluß durch das Trabekelwerk aufnimmt und in das Venensystem abgibt
Siderosis lentis	»Verrostung« der Linse
Sklera	Lederhaut
Sklerose	Verkalkung, Verhärtung
Skotom	Ausfall von Gesichtsfeldteilen
tapetoretinale Degeneration	Degeneration des Pigmentblattes der Netzhaut
Tonometrie	Augendruckmessung
Trabekelwerk	feines Maschenwerk im Kammerwinkel, durch welches das Kammerwasser abfließt

Trabekulektomie	fistulierende Glaukomoperation im Kammerwinkelbereich, Schaffung eines künstlichen Abflusses
Trabekulotomie	Aufreißen des Schlemmschen Kanals nach innen bei angeborenen Glaukom
Uvea	Gefäßhaut, Traubenhaut, aus Iris, Ziliarkörper und Aderhaut bestehend
YAG-Laseriridotomie	durch Laser geschaffenes Loch in der Iris
Ziliarkörper	innerer Augenmuskel, der das Kammerwasser bildet und an dem die Linse durch den Aufhängeapparat befestigt ist
Zilien	Wimpern
Zonula ciliaris	Zonulafasern, Aufhängeapparat der Linse
Zyklodiathermie	Drosselung der Kammerwasserbildung durch Wärmeanwendung am Ziliarkörper
Zyklokryothermie	Drosselung der Kammerwasserproduktion durch Vereisung des Ziliarkörpers

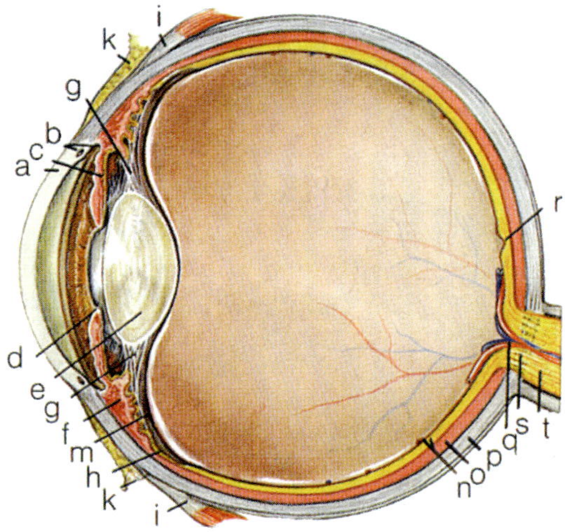

Abb. 1: Längsschnitt durch das Auge.
a Hornhaut; b Kammerwinkel; c Regenbogenhaut mit Muskelfasern; d Pupille; e Linse; f Ziliarkörper mit Ziliarmuskel; g Aufhängeapparat der Linse; h periphere Netzhaut; i Augenmuskelansätze; k Bindehaut; m Glaskörper; n zentrale Netzhaut mit ihren Gefäßen; o Aderhaut; p Lederhaut; q Sehnervengefäße beim Austritt aus dem Sehnervenkopf; r Stelle des schärfsten Sehens der Netzhaut; s Durchtritt des Sehnerven durch die Lederhaut; t Sehnerv

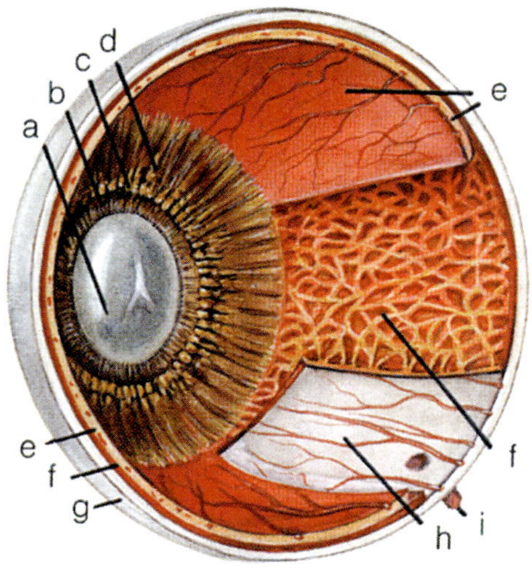

Abb. 2: Querschnitt durch das Auge (Blick von hinten).
a Linse; b Aufhängeapparat der Linse; c und d Ziliarkörper; e Netzhaut; f Aderhaut; g und h Lederhaut; i Vene

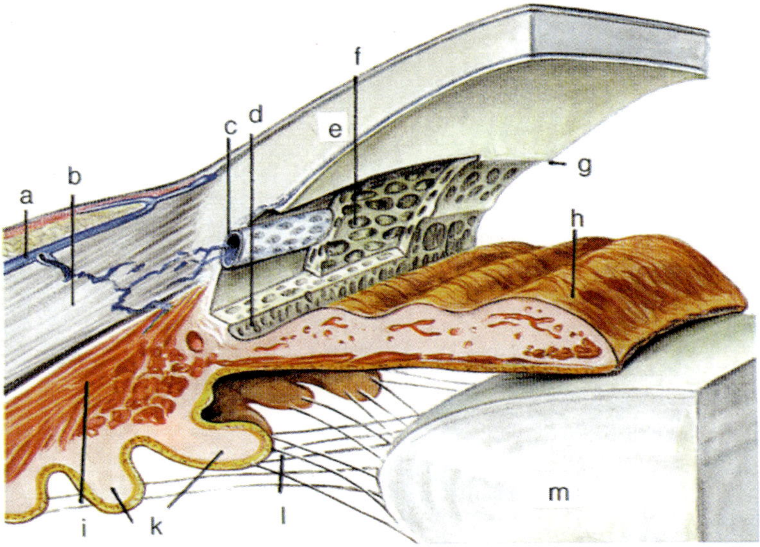

Abb. 6: Querschnitt durch den Kammerwinkel.
a Kammerwasservene; b Lederhaut; c Schlemmscher Kanal; d Ziliarkörperband; e Hornhaut; f Trabekelwerk; g Schwalbescher Grenzring; h Regenbogenhaut; i Ziliarkörpermuskel; k Ziliarkörperzotte; l Aufhängeapparat der Linse; m Linse

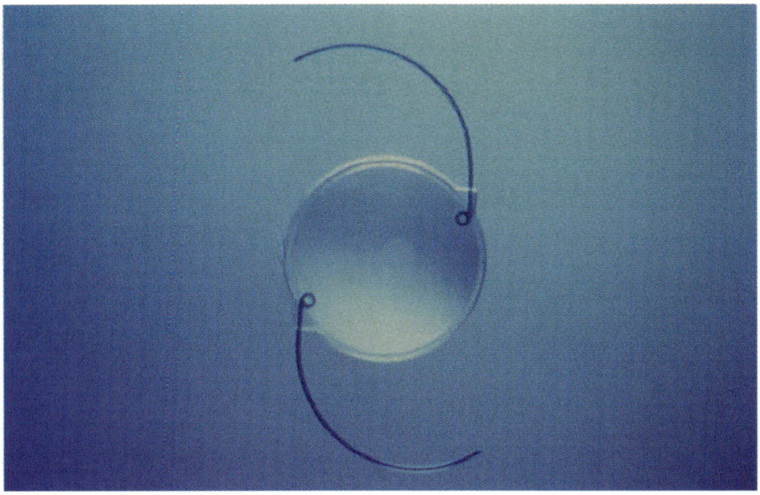

Abb. 20: Künstliche Augenlinse mit optischen, lichtbrechenden und haptischen, zur Fixierung der Linse dienenden Teilen.

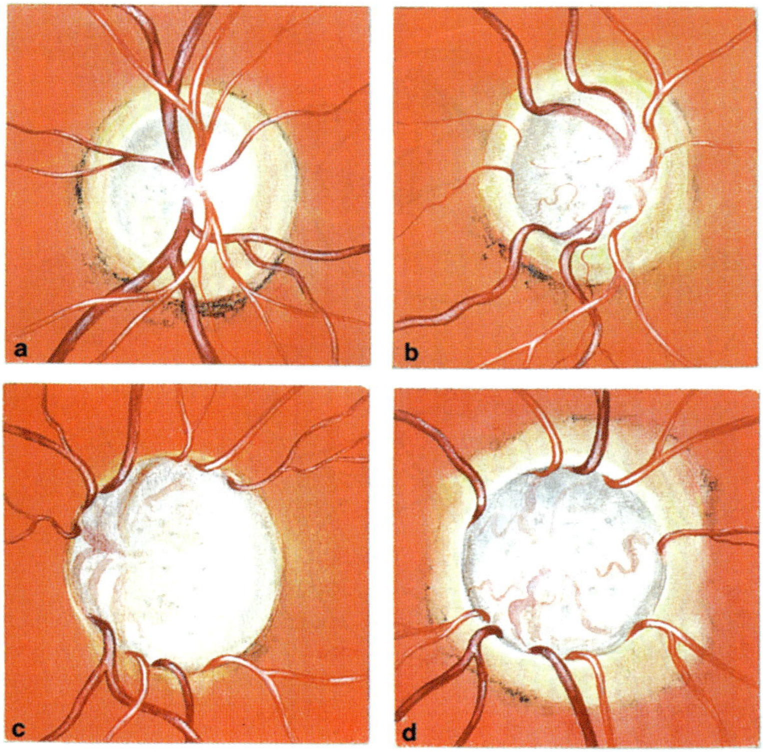

Abb. 10: Fortschreiten der glaukomatösen Aushöhlung des Sehnervenkopfes.
a flache, zentrale Aushöhlung mit unauffälligem Gefäßbaum; b große zentrale, tiefe Aushöhlung mit bogenförmig verlaufenden Gefäßen; c randständige Aushöhlung mit abgeknickten Gefäßen; d randständige Aushöhlung mit abgeknickten Gefäßen und Aderhautschwund um den Sehnervenkopf

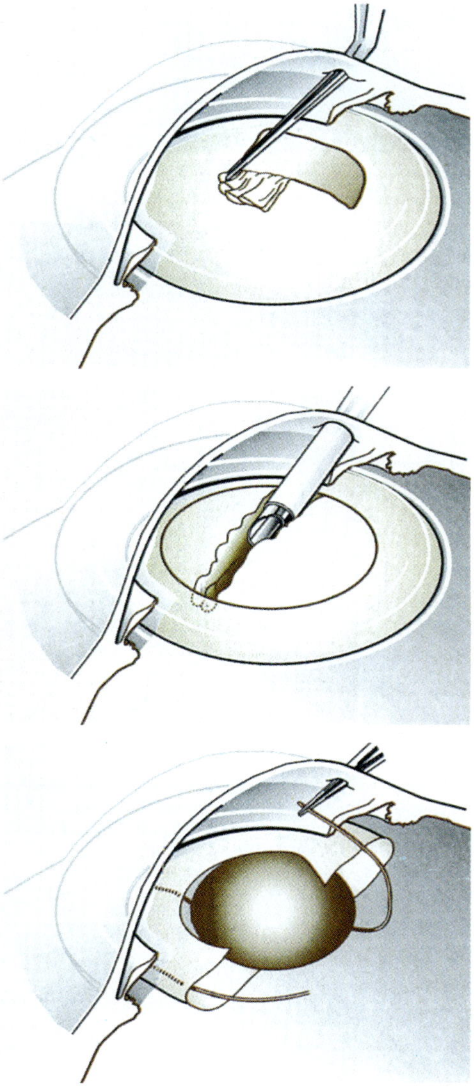

Abb. 21: Extrakapsuläre Linsenentfernung.
a Eröffnung der vorderen Linsenkapsel mit einer Spezialpinzette und Ausreißen eines runden Loches (Kapsulorhexis); b Zerkleinerung und Absaugen des Linsenkerns mit einer Ultraschallsonde (Phakoemulsifikation); c Einsetzen einer Hinterkammerlinse in den Kapselsack

Sachwörterverzeichnis